これだけは知っておきたい

透析療法

富野康日己 編著
医療法人社団松和会常務理事・順天堂大学名誉教授

中外医学社

■執筆者一覧（執筆順）

富野康日己	医療法人社団松和会 常務理事／順天堂大学 名誉教授
谷亀光則	望星大根クリニック 院長
鈴木 仁	順天堂大学大学院医学研究科腎臓内科 准教授
大澤 勲	埼友草加病院 院長
日髙輝夫	順天堂大学大学院医学研究科腎臓内科 准教授
渡邉智成	池上総合病院腎臓内科
関 卓人	池上総合病院腎臓内科
木原正夫	順天堂大学大学院医学研究科腎臓内科
福井光峰	望星田無クリニック 院長
米山 貢	望星二宮クリニック 臨床工学技士長
中田純一郎	順天堂大学大学院医学研究科腎臓内科
鈴木重伸	練馬高野台クリニック 院長
樋口輝美	敬愛病院 院長
井尾浩章	順天堂大学大学院医学研究科腎臓内科 准教授
石黒千鶴	望星西新宿診療所
発田陽子	池上クリニック
高木美幸	順天堂大学大学院医学研究科腎臓内科
草場 岳	大泉学園クリニック 院長
船曳和彦	順天堂東京江東高齢者医療センター腎・高血圧内科 科長
濱田千江子	順天堂大学大学院医学研究科腎臓内科 准教授
金山典子	東海大学医学部腎内分泌代謝内科
深川雅史	東海大学医学部腎内分泌代謝内科 教授
伊勢川拓也	東海大学付属病院腎内分泌代謝内科
小泉賢洋	東海大学医学部腎内分泌代謝内科
角田隆俊	東海大学医学部付属八王子病院腎内分泌代謝内科 教授
安藤亮一	武蔵野赤十字病院腎臓内科 部長
小澤 尚	小平北口クリニック 院長
清水芳男	順天堂大学医学部附属静岡病院腎臓内科 先任准教授
水澤伸仁	池上総合病院歯科・口腔外科 副科長
大山恵子	つばさクリニック 院長
大沼 徹	順天堂大学大学院医学研究科精神・行動科学 先任准教授
大崎時糸子	望星大根クリニック 管理栄養士
有村芳子	順天堂大学医学部附属順天堂医院栄養部 管理栄養士
岩岡愛美	順天堂大学医学部附属順天堂医院栄養部 管理栄養士
有賀誠記	門仲腎クリニック 院長
久田温子	池上総合病院腎臓内科
石川祐史	秋葉原腎クリニック 院長
繁田明義	池上総合病院 副院長
高橋俊雅	望星新宿南口クリニック 院長
井上憲子	メディカル東友メディクック事業部 課長
小坂奈緒美	メディカル東友メディクック事業部
高木裕介	メディカル東友メディクック事業部

刊行にあたって

　本書の前身である『よくわかる透析療法』は，2011年に出版され，これまで5年が経過しました．月日の経つのは実に早いものです．当時私は，順天堂大学医学部腎臓内科学教授として，何とか末期腎不全への進行を抑制できないものかとさまざまな基礎研究と臨床研究を行い，診療の場で少しでも多くの患者さんに生かしていくように努力していました．しかし，透析療法患者さんは全国的にみても右肩上がりに増え，現在では32万人を超える患者数になっています．その患者さんの95%以上は，血液透析を受けています．透析患者さんが安心・安全な透析ライフをより長く送ることができるようにとの思いから「よくわかる透析療法」を刊行しました．この5年間で，多くの医療スタッフにお読みいただいているとお聞きし，大変うれしく思っています．

　今回，その後の透析療法の目覚ましい進歩，エビデンスの蓄積と多くの経験をもとに，改訂版として本書『これだけは知っておきたい透析療法』を上梓するに至りました．これは，私にとって望外の喜びです．

　近年，透析療法分野では，急性腎障害（AKI）の分類・新規バイオマーカーの検討や治療法の開発，慢性腎臓病（CKD）では「慢性腎臓病患者における腎性貧血治療のガイドライン」や「慢性腎臓病にともなう骨ミネラル代謝異常（CKD-MBD）診療ガイドライン」などの作成が盛んに行われています．また，高齢化社会における認知症の合併や終末期透析医療のあり方についても問題になっています．

　本書では，腎疾患・透析療法の基本的知識をまとめたうえで，血液透析開始時期の対応と血液透析に慣れてきた時期の対応について記載されています．実臨床の必須事項について，Q＆A形式でわかりやすく解説していただきました．透析療法に関わる多くの医療スタッフにご活用いただければ幸いです．執筆は，現在透析療法の現場で活発に携わっている多くの職種の仲間達にお願いしました．大変お忙しいなかご執筆いただき，心から感謝申し上げます．内容については，やや難解な個所や過不足もあろうかと思われますので，読者の皆様の忌憚のないご意見をお願いいたします．

　最後に，本書の出版にあたりご尽力いただいた中外医学社の方々にお礼申し上げます．

　　2016年春
　　都庁舎を眺めつつ

富野康日己

目　次

第1章　腎臓病と腎保存期治療

Q1　急性腎障害（acute kidney injury: AKI）ってなあに？
その定義とステージ分類は？ ……………………………………〈富野康日己〉　2

Q2　AKIで透析療法をやめることはできるの？
透析を一度始めたら，一生続けなければならないの？ ………〈富野康日己〉　4

Q3　慢性腎臓病（chronic kidney disease: CKD）ってなあに？
その定義とステージ分類は？　その治療は？ …………………〈富野康日己〉　5

Q4　わが国における糖尿病性腎症分類の見方と各ステージの代表的治療法は？
……………………………………………………………………〈谷亀光則〉　7

Q5　わが国におけるIgA腎症分類と各ステージの代表的治療法は？ ………〈鈴木　仁〉　10

Q6　高血圧と腎障害は関連するの？　腎臓病を伴う高血圧患者の降圧療法は？
……………………………………………………………………〈大澤　勲〉　14

Q7　わが国の末期腎不全（ESKD）の現状は？ …………………………〈富野康日己〉　17

Q8　透析を始めるといわれてから透析療法を導入するまでの日常生活での注意は？
……………………………………………………………………〈日髙輝夫〉　19

第2章　血液透析療法 ― 腎代替療法

Q9　透析療法（dialysis therapy）の原理は？ ……………………………〈富野康日己〉　22

Q10　血液透析の機器と透析のやり方の実際は？　プライミングってなあに？
……………………………………………………………………〈渡邉智成〉　24

Q11　血液透析を始める目安は？　血液透析の原因疾患でその目安は違うの？
……………………………………………………………………〈富野康日己〉　26

Q12　血液透析の開始時期が遅れるとどうなるの？ …………………………〈関　卓人〉　28

Q13　早めの透析導入は予後良好なの？ ………………………………………〈木原正夫〉　29

Q14　持続血液透析濾過法（CHDF）の原理と方法は？ …………………〈富野康日己〉　31

Q15　特別な透析方法〔短時間連日透析（SDHD），オーバーナイト透析（NHD）〕
の定義と臨床効果は？　個人にあった血液透析の方法とは？ ………〈富野康日己〉　33

Q16　在宅血液透析の現況と課題は？ ………………………………………〈富野康日己〉　34

Q17　一般に用いられている人工腎臓用透析液の特徴，使用上の注意点，副作用は？
……………………………………………………………………〈福井光峰〉　35

Q18　オンライン-HDF/HF治療への使用を意図した人工腎臓装置と水質基準は？
……………………………………………………………………〈米山　貢〉　38

第3章　透析導入時の対応法 ―①血液透析開始時期の対応

Q 19　血液透析のための透析アクセス（シャント）作成の目的と種類は？　〈中田純一郎〉 42

Q 20　長続きできるシャント作成のテクニックは？　……………………………〈中田純一郎〉 44

Q 21　透析を始めた時から，「何か元気が出ず，少し落ち込んだ気分だ」と
　　　訴える患者に対する対応は？　……………………………〈鈴木重伸〉 46

Q 22　血液透析開始初期によくみられる症状は？　足のつれはどうして起こるの？
　　　どうすれば治るの？　……………………………………………〈鈴木重伸〉 48

第4章　透析導入時の対応法 ―②血液透析に慣れてきた時期の対応

Q 23　透析を長期間続けていくためのシャント管理とシャント狭窄の治療法は？
　　　………………………………………………………………〈樋口輝美〉 52

Q 24　遠赤外線療法の効果は？　…………………………………………〈井尾浩章〉 56

Q 25　透析によって起こる合併症と予防は？　……………………………〈石黒千鶴〉 59

Q 26　CKD-MBD ってなあに？　血清 Ca×P の意味するものは？　…………〈発田陽子〉 64

Q 27　透析療法でのヘパリン起因性血小板減少症（HIT）の原因と治療法は？
　　　……………………………………………………………………〈高木美幸〉 67

Q 28　透析患者の超音波検査による心機能の評価法は？
　　　また透析患者の透析前・中・後の適切な血圧管理は？　………………〈井尾浩章〉 70

Q 29　心胸比（心臓の大きさ）測定の意義は？　ドライウエイト（適正体重）は
　　　どのようにして決めるの？　……………………………………………〈草場　岳〉 72

Q 30　日本透析医学会「慢性腎臓病患者における腎性貧血治療のガイドライン」の内容は？
　　　KDIGO ガイドラインとの違いは？　……………………………………〈福井光峰〉 75

Q 31　長時間作用型 ESA の効果は？　鉄剤の併用は？　………………………〈船曳和彦〉 78

Q 32　ESA 療法低反応性貧血の原因と治療は？　………………………………〈濱田千江子〉 81

Q 33　経口 ESA の取り組みは？　…………………………………………〈濱田千江子〉 83

Q 34　透析患者におけるカルニチン測定と治療は？　……………………………〈樋口輝美〉 85

Q 35　高リン血症治療薬（リン吸着薬）の特徴・効果・副作用は？　〈金山典子，深川雅史〉 90

Q 36　二次性副甲状腺機能亢進症治療薬（カルシウム受容体作動薬）シナカルセトの
　　　特徴・効果・副作用は？　………………………〈伊勢川拓也，小泉賢洋，深川雅史〉 94

Q 37　副甲状腺ホルモン（PTH）測定の意義は？……………………………〈角田隆俊〉 97

Q 38　Fibroblast growth factor-23（FGF23）はリン代謝マーカーとして有効か？
　　　……………………………………………………………………〈角田隆俊〉 101

Q 39　カルシフィラキシス（calciphylaxis）とは？　………………………〈富野康日己〉 104

Q 40　透析患者での結核の現状は？　…………………………………………〈安藤亮一〉 106

Q 41　β_2-ミクログロブリン吸着カラムの使い方　…………………………〈安藤亮一〉 109

Q 42　維持透析と認知症との関連は？　………………………………………〈小澤　尚〉 112

Q43 維持透析と悪性腫瘍との関連は？ 〈小澤 尚〉115

Q44 かゆみの治療法は？ 新しい薬剤は？ 〈清水芳男〉118

Q45 口腔ケアの意義と方法は？ 〈水澤伸仁〉121

Q46 フットケアの意義と治療への新しい取り組みは？ 〈大山恵子〉126

Q47 透析患者における消化器用薬の適切な使用法は？ 〈清水芳男〉129

Q48 透析患者における睡眠導入薬の正しい使用法は？ 〈大沼 徹〉132

Q49 透析での食事の注意点は？ 肥満とやせへの対応は？ 〈富野康日己〉134

Q50 透析での塩分（食塩）と水分の摂取量は？ 〈大崎時糸子〉135

Q51 透析での食事中のカリウムの摂り方は？ 〈有村芳子〉138

Q52 透析での食事中の蛋白質・リン（P）のとり方は？ 〈岩岡愛美〉140

Q53 市販薬は飲んでもいいの？ 〈有賀誠記〉143

Q54 服薬時の水分の摂り方は？ 〈有賀誠記〉146

Q55 臨床検査成績をどのように理解させたらいいの？ 〈久田温子〉148

Q56 透析中に，どんな症状が出たら医師や看護師に知らせるよう指導すべきか？

〈富野康日己〉151

Q57 透析患者から透析機器や症状について質問された時の臨床工学技士の対応は？

〈富野康日己〉153

Q58 日常生活での旅行は可能か？ 旅行先への紹介状で必要なものは？ 〈石川祐史〉154

Q59 日常生活での性生活異常の原因は？ 妊娠は可能なの？ 〈石川祐史〉155

Q60 ロコモとか，サルコペニアってなあに？ 〈繁田明義〉156

Q61 日常生活で行う運動はどうすればいいの？ 〈大山恵子〉159

参考資料

1 身体障害者の認定手続き 〈富野康日己〉166

2 透析療法における大地震や火災，停電の時の心構えと対処法 〈高橋俊雅〉167

3 メディクックお弁当 〈井上憲子，小坂奈緒美，髙木裕介〉170

索引 173

1章

腎臓病と腎保存期治療

Q1 急性腎障害（acute kidney injury: AKI）ってなあに？　その定義とステージ分類は？

　AKI は，何らかの原因で短期間に腎機能が急速に低下した状態の総称である．以前は，急性腎不全（acute renal failure: ARF）と呼ばれていた状態が，早期発見と国際的に共通にするとの観点から AKI という名称に変更してきている．現在，AKI の診断基準は RIFLE 分類，AKIN 分類，KDIGO 分類の 3 つに分けられている（表 1）．RIFLE 分類と AKIN 分類の隙間を埋める形で，2010 年に KDIGO 分類が発表された．それは，①48 時間以内に血清クレアチニン値が 0.3 mg/dL 以上増加した場合，②血清クレアチニン値がそれ以前 7 日以内にわ

表 1　AKI の分類

Class	RIFLE 分類 血清 Cr 値の上昇	GFR 基準 GFR の低下	RIFLE 分類 AKIN 分類 尿量基準	AKIN 分類 血清 Cr 値基準	AKIN 分類 KDIGO 分類 ステージ	KDIGO 分類 血清 Cr 値基準	KDIGO 分類 尿量基準
Risk	基礎値の≧1.5 倍	>25%	<0.5 mL/kg/時（6 時間以上持続）	≧0.3 mg/dL の増加または 1.5〜2 倍に増加	1	基準値の 1.5〜1.9 倍または≧0.3 mg/dL の増加	<0.5 mL/kg/時（6〜12 時間持続）
Injury	基礎値の≧2 倍	>50%	<0.5 mL/kg/時（12 時間以上持続）	2〜3 倍に増加	2	基準値の 2.0〜2.9 倍	<0.5 mL/kg/時（12 時間以上持続）
Failure	基礎値の≧3 倍または基礎値の≧4.0 mg/dL の増加で急激な Cr 0.5 mg/dL の上昇を伴う	>75%	<0.3 mL/kg/時（24 時間持続）または無尿（12 時間持続）	血清 Cr 値≧3 倍または≧4.0 mg/dL の増加で急激な Cr 0.5 mg/dL の上昇を伴う	3	基準値の 3 倍または≧4.0 mg/dL の増加または腎代替療法の開始または 18 歳未満の患者では e G F R＜3 5 mL/分/1.73m^2	<0.3 mL/kg/時（24 時間以上持続）または無尿（2 時間以上持続）
Loss	持続性の ARF: 4 週間以上腎機能喪失（腎代替療法を要する）		AKIN 分類では 48 時間以内に AKI の判断を行う．ステージは 7 日以内に分類する		AKI は，血清 Cr 値の 0.3 mg/dL 以上の上昇は 48 時間以内に，基礎血清 Cr 値より 1.5 倍以上の増加は 7 日以内に判断する		
ESKD	末期腎臓病: 3 カ月以上腎機能喪失（腎代替療法を要する）						
	RIFLE 分類では 7 日以内に AKI の診断とステージ分類を行う						

かっていたか，予想される基礎値よりも1.5倍以上の増加があった場合，③尿量が6時間にわたって0.5 mL/kg体重/時未満に減少した場合のいずれかを満たすと，AKIと診断される．

KDIGO分類の重症度分類は，AKIN分類と類似し3ステージに分けられている（表1）．ステージが進行するにつれて死亡のオッズ比が3〜7倍へと上昇しており，KDIGO重症度分類の有用性が検証されている．

〈富野康日己〉

Q2 AKIで透析療法をやめることはできるの？ 透析を一度始めたら，一生続けなければならないの？

　これまで，急性腎不全（ARF）の概念として，「腎機能が急激に低下し不全状態になった結果，体液の恒常性が維持できなくなった状態」とされてきた．AKIは，これに加え「何らかの原因により急激に腎臓の細胞に障害が加わり，機能不全に先行して比較的軽度の腎機能低下を確認できる状態」を包含した疾患概念である．

　ARFでは，一般に発症後乏尿期（最近は，非乏尿期が多い），利尿期を経て回復期へと進んでいくが，透析を行い利尿期に入り，腎不全の状態が回復した場合には，透析をやめることができる．特に，急性尿細管障害で尿細管基底膜の障害が軽度の場合には腎不全からの回復が期待しうる．

　以下の疾患では，病態が改善すれば腎機能がもとに戻る可能性がある．

① 閉塞性腎疾患（尿路結石・腫瘍など）
② ある種の糸球体腎炎（急速進行性糸球体腎炎，ループス腎炎など）
③ 一過性の低血圧で起こる腎不全
④ 薬剤（消炎鎮痛薬，造影剤，利尿薬，降圧薬など）で起こる腎不全
⑤ 感染症で起こる腎不全
⑥ 過労や過度の運動で起こる腎不全
⑦ 妊娠で起こる腎不全など

　しかし，病態によっては，透析療法から一時離脱（中止）することができても，その後に維持透析に移行することがあるので十分な治療が必要である．現在は，末期腎不全に対し「血液透析」や「腹膜透析」，腎移植が行われ，日常生活上の自己管理をきちんと行えば，腎不全になる前のように元気で日常生活ができるようになっている．透析によって，体内の不要な物質（尿毒症性物質）を取り除くことはできるが，透析は腎不全の原因となった腎臓病そのものを治せるわけではない．したがって，慢性腎不全から透析療法を始めた場合には，腎移植を行い良好に経過する場合を除き一般には一生続けなくてはならない．慢性腎不全患者のなかには2～3回の透析で腎臓病そのものが治り，その後は透析をせずにすむと誤解される方がおられる．例えば糖尿病腎症が急に悪くなって透析を開始し，体内の余分な水分を取り除いて症状が一時よくなった時には，透析を一時期中止できることもあるが，進行した糖尿病腎症が治癒したわけではなく，後に維持透析を行う必要が出てくることが多い．

　多くの患者では，透析療法を一度始めたら一生続けなければならないことが多いので，透析療法を1日の生活スタイルにうまく取り入れて，規則正しく行う心構えを指導することが大切である．

〈富野康日己〉

慢性腎臓病(chronic kidney disease: CKD)ってなあに？ その定義とステージ分類は？ その治療は？

CKDは，下記に示す定義（診断基準）を満たした場合に診断される疾患概念であり，1つの腎疾患を表しているのはない．

定義

①尿異常，画像診断，血液，病理で腎障害の存在が明らか．特に，0.15 g/gCr以上の蛋白尿（30 mg/gCr以上のアルブミン尿）の存在が重要である．②糸球体濾過量（GFR）60 mL/min/1.73 m²未満．①，②のいずれか，または両方が3カ月以上持続するとしている．

ステージ分類

CKD分類は広く用いられているが，2012年日本人向けのCKD分類が見直され，改訂がなされた（表1）．重症度は，原疾患（cause: C），腎機能（GFR: G），蛋白尿（A: 糖尿病では，アルブミン尿）によるCGA分類でなされる．例えば，原疾患（C）は腎炎で推算糸球体濾過

表1 新しいCKDステージ(CGA)分類(K/DOQI-KDIGOガイドライン改訂．原疾患の記載 Kidney Int. 2011; 80: 17-28)

原疾患	蛋白尿区分		A1	A2	A3
糖尿病	尿アルブミン定量(mg/日) 尿アルブミン/Cr比(mg/gCr)		正常 30未満	微量アルブミン尿 30〜299	顕性アルブミン尿 300以上
高血圧 腎炎 多発性囊胞腎 移植腎 不明 その他	尿蛋白定量(g/日) 尿蛋白/Cr比(g/gCr)		正常 0.15未満	軽度蛋白尿 0.15〜0.49	高度蛋白尿 0.50以上
GFR区分 (mL/分/1.73 m²)	G1	正常または高値	≧90		
	G2	正常または軽度低下	60〜89		
	G3a	軽度〜中等度低下	45〜59		
	G3b	中等度〜高度低下	30〜44		
	G4	高度低下	15〜29		
	G5	末期腎不全(ESKD)	<15		

重症度は原疾患・GFR区分・蛋白尿区分を合わせたステージにより評価する．CKDの重症度は死亡，末期腎不全，心血管死亡発症のリスクを　　　のステージを基準に，　　，　　の順にステージが上昇するほどリスクは上昇する．（KDIGO CKD guideline 2012を日本人用に改変）
（日本腎臓学会，編．エビデンスに基づくCKD診療ガイドライン2013．東京：東京医学社，2013．p.xiii）

量（estimated glomerular filtration rate: eGFR）50 mL/分/1.73 m^2，尿蛋白/Cr 比 1.2 であれば，ステージ G3aA3 と診断される．CKD のステージでは，血液・腹膜透析患者の場合には頭文字の D（dialysis），移植患者の場合には T（transplantation）をつける．

治療

　CKD の治療には，一般療法（食事療法，運動サポート），薬物療法，外科的治療，腎代替療法（血液透析，腹膜透析，腎移植）がある．末期腎不全（end stage kidney disease: ESKD）と心血管疾患（cardiovascular disease: CVD）の発症を防ぐには，集約的治療が重要である．それには，①生活習慣の修正，②食事療法，③血圧管理，④尿蛋白・尿中アルブミンの減少（改善），⑤脂質異常症（高脂血症）の改善，⑥糖尿病・耐糖能異常の治療，⑦貧血に対する治療，⑧尿毒症毒素（uremic toxins）に対する治療，⑨CKD の原因に対する治療があげられている．詳細は，他項に譲る．

〈富野康日己〉

わが国における糖尿病性腎症分類の見方と各ステージの代表的治療法は？

わが国では2型糖尿病患者が増加しており，その慢性合併症の一つである糖尿病性腎症は新規透析導入疾患の第1位を占めている．また糖尿病性腎症の進行とともに心血管死のリスクも増加することから，本症の発症と進展を予防することは糖尿病患者のQOLのみならず，生命予後や健康寿命を改善するためにも重要である．

糖尿病性腎症病期分類

本症には尿アルブミンおよび尿蛋白排泄を基準とする病期分類が用いられてきたが，2014年に新たな病期分類が発表された（表1）[1]．これによるとeGFRが30以上では，尿アルブミン値あるいは尿蛋白値により第1〜3期まで段階的に区分され，eGFRが30未満では尿蛋白値によらず第4期であり，透析療法中では第5期と明確に区分される．

一方，CKD（chronic kidney disease）分類[2]に当てはめてみると，第1〜3期までは，それぞれeGFRによりG1〜G3bに分かれる．これはCKD分類が，生命予後や末期腎不全のリスクに重点をおいているためであり，糖尿病性腎症においてもeGFRは無視できないことを

表1　改訂版糖尿病性腎症病期分類

病期	尿アルブミン値(mg/gCr)あるいは尿蛋白値(g/gCr)	GFR(eGFR)(mL/分/1.73 m^2)
第1期（腎症前期）	正常アルブミン尿（＜30）	≧30[a]
第2期（早期腎症期）	微量アルブミン尿（30〜299）[b]	≧30
第3期（顕性腎症期）	顕性アルブミン尿（≧300）あるいは持続性蛋白尿（≧0.5）	≧30[c]
第4期（腎不全期）	問わない[d]	＜30
第5期（透析療法期）	透析療法中	

糖尿病性腎症は必ずしも第1期から順次第5期まで進行するものではない．
a　GFR 60 mL/分/1.73 m^{2}未満の症例はCKDに該当し，糖尿病性腎症以外の原因が存在し得るため，他の腎臓病との鑑別診断が必要である．
b　微量アルブミン尿を認めた症例では，糖尿病性腎症早期診断基準に従って鑑別診断を行った上で，早期腎症と診断する．
c　顕性アルブミン尿の症例では，GFR 60 mL/分/1.73 m^{2}未満からGFRの低下に伴い腎イベント（eGFRの半減，透析導入）が増加するため注意が必要である．
d　GFR 30 mL/分/1.73 m^{2}未満の症例は，尿アルブミン値あるいは尿蛋白値にかかわらず，腎不全期に分類される．しかし，特に正常アルブミン尿・微量アルブミン尿の場合は，糖尿病性腎症以外の腎臓病との鑑別診断が必要である．

【重要な注意事項】本表は糖尿病性腎症の病期分類であり，薬剤使用の目安を示した表ではない．糖尿病治療薬を含む薬剤，特に腎排泄性薬剤の使用に当たってはGFR等を勘案し，各薬剤の添付文書に従った使用が必要である．
（日本糖尿病学会ホームページ．糖尿病性腎症合同委員会報告「糖尿病性腎症病期分類の改訂について」より）

表2	改訂版糖尿病性腎症病期分類と CKD 重症度分類との関係

アルブミン尿区分		A1	A2	A3
	尿アルブミン値 (mg/gCr) あるいは 尿蛋白値(g/gCr)	正常 アルブミン尿 <30	微量 アルブミン尿 30〜299	顕性 アルブミン尿 ≧300 (もしくは高度蛋白尿) (≦0.50)
GFR区分 G1	≧90	第1期 (腎症前期)	第2期 (早期腎症期)	第3期 (顕性腎症期)
G2	60〜89			
G3a	45〜59			
G3b	30〜44			
G4	15〜29	第4期(腎不全期)		
G5	<15			
	(透析療法中)	第5期(透析療法期)		

(日本糖尿病学会ホームページ. 糖尿病性腎症合同委員会報告「糖尿病性腎症病期分類の改訂について」より)

示している（表2）. さらに各種薬剤投与量は，eGFR によって決定されるために実臨床においても重要である.

糖尿病性腎症の治療方針

血糖コントロール

いくつかの大規模臨床試験の結果から血糖コントロールが腎症の発症や進展阻止に重要であることは明らかであるが，一方で厳格な血糖管理が低血糖を惹起しそのための心血管死のリスクも明らかとなった. 総合的に勘案すると HbA1c 7.0%未満を目標としたい. また腎機能の低下とともにインスリンを含めた血糖降下薬の効果が強くなることもあるので，eGFRの低下につれて血糖降下薬の減量も考慮する必要がある.

血圧コントロール

血圧管理も血糖コントロールと並んで本症の治療に重要であるばかりか，動脈硬化性疾患の予防にもなる. 特にアンジオテンシン変換酵素（ACE）阻害薬やアンジオテンシン受容体拮抗薬（ARB）は，降圧効果とは独立した腎保護作用が期待できる. 目標血圧は 130/80 mmHg未満であるが高齢者ではこの数値にとらわれなくてよく，収縮期圧 110 mmHg 以下の過度の降圧は死亡のリスクを増大するので避ける. また ACE 阻害薬と ARB の併用は，高カリウム血症などの副作用を考えると使用は控えたい.

食事療法

血糖や血圧のコントロールにも食事が重要であるが，腎不全期からは腎機能保護を目的と

した蛋白制限食の適応がある．しかしながら，どの時期からどの程度の蛋白制限を行うかのエビデンスには乏しい．また最近ではサルコペニアやフレイルなどの筋肉量減少によるさまざまな障害も知られており，慎重にならざるを得ない．

血液透析患者の血糖コントロール[3]

指標と目標値

血糖コントロールの指標としては，グリコアルブミン（glycated albumin: GA）値を推奨する．血液透析患者では腎性貧血のため赤血球寿命が短縮しており，さらに赤血球造血刺激因子製剤の影響を受けるために HbA1c は参考程度にとどめる．具体的には，随時血糖値（透析前血糖値，食後約2時間血糖値）180〜200 mg/dL 未満，GA 値 20.0% 未満，また心血管イベントの既往歴を有し低血糖傾向のある患者には GA 値 24.0% 未満を目標とする．

使用可能な薬剤

透析患者に使用可能な経口血糖降下薬は，速効型インスリン分泌促進薬のうちミチグリニドとレパグリニド，αグルコシダーゼ阻害薬（アカルボース，ボグリボース，ミグリトール），DPP-4 阻害薬（シタグリプチン，ビルダグリプチン，アログリプチン，リナグリプチン，テネリグリプチン，アナグリプチン，サキサグリプチン）であり，すべて慎重投与である．配合薬では，ミチグリニドとボグリボースの配合錠のみが投与可能である．

スルホニル尿素薬，ビグアナイド薬，チアゾリジン薬，SGLT-2 阻害薬，および，速効型インスリン分泌促進薬のうちナテグリニドは透析患者では禁忌である．

注射薬では，インスリン製剤は透析患者でも安心して使用できる．またGLP-1 製剤であるリラグリチドとリキシセナチドは慎重投与であるが，エキセナチドは使用禁忌である．

📖 文 献

1) Haneda M, Utsunomiya K, Koya D, et al. A new classification of diabetic nephropathy 2014: a report from joint committee on diabetic nephropathy. Clin Exp Nephrol. 2015; 19: 1-5.
2) CKD の定義，診断，重症度分類．In: 日本腎臓学会，編．CKD 診療ガイド 2012．東京: 東京医学社; 2012．p.1-4.
3) 日本透析医学会．血液透析患者の糖尿病治療ガイド 2012．透析会誌．2013; 46: 311-57.

〈谷亀光則〉

Q5 わが国における IgA 腎症分類と各ステージの代表的治療法は？

透析導入リスクの層別化

IgA 腎症の重症度分類は，国内では「IgA 腎症診療指針第 3 版」，国際的には「Oxford 分類」が発表されている．予後の予測や治療法の選択に有用なものでなければならないが，Oxford 分類では，推算糸球体濾過量（eGFR）が 30 mL/分/1.73 m^2 未満の最重症例と尿蛋白量が 0.5 g/日未満の軽症例が除外されていることから，本稿では，IgA 腎症診療指針第 3 版に基づいた治療法について概説する．

厚生労働省進行性腎障害に関する調査研究班では，従来の予後分類の判定基準となっている各腎病理所見が腎機能予後といかに関連するかを明らかにし，IgA 腎症診療指針における予後判定基準のブラッシュアップを図るため，腎病理所見と予後の関連について多施設共同研究を行った．細胞性/線維細胞性半月体，全節性および分節性糸球体硬化，線維性半月体，腎生検時の尿蛋白排泄量，血清クレアチニン（Cr），eGFR が腎予後と関連する因子であった．集積されたデータをもとに透析導入リスクの層別化が行われ，2011 年に IgA 腎症診療指針第 3 版が発刊された[1]．

表 1 に示すように，前述の腎予後と関連する組織病変を有する糸球体の割合から，組織学的重症度を H-grade I〜IV の 4 段階に分類し，さらに急性病変と慢性病変を評価項目に入れ，A，A/C，C と付記されている（表 1）．次に，表 2 に示すように，腎生検時の尿蛋白量と eGFR から臨床的重症度を C-grade I〜III の 3 群に分類する．この組織学的重症度と臨床的重症度を加味することにより，透析導入リスクを低リスク群，中等リスク群，高リスク群，超高リスク群の 4 群に層別化することができる（表 3）[1]．

表 1 組織学的重症度分類

組織学的重症度	腎予後と関連する病変を有する糸球体/総糸球体	急性病変のみ	急性病変＋慢性病変	慢性病変のみ
H-grade I	0〜24.9%	A	A/C	C
H-grade II	25〜49.9%	A	A/C	C
H-grade III	50〜74.9%	A	A/C	C
H-grade IV	75%以上	A	A/C	C

急性病変（A）: 細胞性半月体，線維細胞性半月体
慢性病変（C）: 全節性硬化，分節性硬化，線維性半月体

表2	臨床的重症度分類	
臨床的重症度	尿蛋白(g/日)	eGFR(mL/分/1.73 m²)
C-grade Ⅰ	<0.5	—
C-grade Ⅱ	≧0.5	≧60
C-grade Ⅲ	≧0.5	<60

表3 IgA 腎症患者の透析導入リスクの層別化

	H-grade Ⅰ	H-grade Ⅱ	H-grade Ⅲ＋Ⅳ
C-grade Ⅰ	低リスク群	中等リスク群	高リスク群
C-grade Ⅱ	中等リスク群	中等リスク群	高リスク群
C-grade Ⅲ	高リスク群	高リスク群	超高リスク群

低リスク群: 透析療法に至るリスクが少ない
中等リスク群: 透析療法に至るリスクが中等度ある
高リスク群: 透析療法に至るリスクが高い
超高リスク群: 5 年以内に透析療法に至るリスクが高い

各層別化群の治療指針

　生活習慣および食事療法については，エビデンスに基づく IgA 腎症診療ガイドライン 2014[2]，CKD 診療ガイド，CKD 診療ガイドラインを参考に指導する．

- **生活指導**: IgA 腎症患者において，運動により尿蛋白量が一過性に増悪するとの報告があるが，運動終了後には尿蛋白量は安静時のレベルにまで回復する．CKD 患者においては，運動療法の有益性も報告されている．運動により IgA 腎症の予後が悪化するというエビデンスは明らかではないため，IgA 腎症において一律に運動を制限することは推奨されない．また，禁煙と適正飲酒量の指導，および適正体重の管理を指導する[2]．

- **食事療法**: 高血圧合併あるいは腎機能が低下した IgA 腎症患者では，末期腎不全，心疾患のリスクを軽減させるために 6 g/日未満の塩分制限が推奨される．高血圧を合併せず，腎機能が保たれている IgA 腎症患者においては，過度の塩分摂取を是正することが推奨される．蛋白質摂取制限については，個々の症例で年齢や病態が大きく異なるために画一的に制限を行うべきではなく，腎障害進行リスクやアドヒアランスを含めて総合的に判断し指導する必要がある[2]．

低リスク群

- **食事療法**: 塩分制限を行い，腎機能低下例では，蛋白質制限を指導する（0.8～1.0 g/kg 標準体重/日）

- **薬物療法**: 尿蛋白量，高血圧の有無や腎病理所見を参考に，抗血小板薬や，アンジオテンシン阻害薬，アンジオテンシンⅡ受容体拮抗薬といったレニン-アンジオテンシン系（RAS）阻害薬を主体とする降圧薬を用いる．ステロイド療法は糸球体に急性活動性病変を有する

場合に考慮する.

中等リスク群

- **食事療法**: 塩分制限を行い（基本は 6 g/日未満），腎機能や尿蛋白量に応じて，蛋白質制限を指導する（0.8〜1.0 g/kg 標準体重/日）
- **薬物療法**: 尿蛋白量，高血圧の有無や腎病理所見を参考に，抗血小板薬や RAS 阻害薬を主体とする降圧薬を用いる．糸球体に急性活動性病変を認め，尿蛋白量が 0.5 g/日以上で，eGFR が 60 mL/分/1.73 m^{2}以上の場合には，ステロイド薬の適応を積極的に考慮する.

高リスク群

- **食事療法**: 塩分制限を行い（基本は 6 g/日未満），腎機能や尿蛋白量に応じて，蛋白質制限を指導する（0.6〜0.8 g/kg 標準体重/日）．必要に応じてカリウム制限を行う.
- **薬物療法**: 尿蛋白量，高血圧の有無や腎病理所見を参考に，抗血小板薬や RAS 阻害薬を主体とする降圧薬を用いる．糸球体に急性活動性病変を認め，尿蛋白量が 0.5 g/日以上で，eGFR が 60 mL/分/1.73 m^{2}以上の場合には，ステロイド薬の適応を積極的に考慮する.

超高リスク群

- **食事療法**: 塩分制限を行い（6 g/日未満），蛋白質制限（0.6〜0.8 g/kg 標準体重/日）および適切なカリウム制限を行う.
- **薬物療法**: 高リスク群に準じるが，病態によっては保存期腎不全の治療を行う．ただし，慢性病変が糸球体病変の主体をなす場合には，ステロイド薬の適応について慎重に考慮する.

エビデンスに基づいた代表的な治療法

① **ステロイド薬**: 尿蛋白量が 0.5 g/日以上で，eGFR が 60 mL/分/1.73 m^{2}以上の場合には，ステロイド薬の適応を積極的に考慮する．組織学的に急性病変を含む症例がよい対象となる[2,3].

② **扁桃摘出（扁摘）＋ステロイドパルス療法**: 臨床的寛解が期待できる治療法としてわが国から報告されている[4,5]．尿所見異常出現から治療介入が早いほど高い治療効果が期待でき，血清 Cr が 1.5〜2.0 mg/dL の症例に対しても有効であるという報告もある.

③ **RAS 阻害薬**: 高血圧または正常高値血圧を呈する症例を対象とし，130/80 mmHg 未満を降圧目標とする．腎機能低下例においても，血清 Cr 値やカリウム値に注意しながら少量から投与し，漸増する．特に尿蛋白が 1.0 g/日以上かつ CKD ステージ G1〜3b の IgA 腎症の腎機能障害の進行を抑制するために推奨される[2]．正常血圧の症例においても抗蛋白尿効果が期待できるが，本邦では保険適応がない.

④ **抗血小板薬**: ジピリダモールや塩酸ジラゼプは尿蛋白抑制効果を有している可能性が報告されているが，腎機能低下抑制に関する有効性はない[1,2].

文 献

1) 厚生労働科学研究費補助金難治性疾患克服研究事業進行性腎障害に関する調査研究班報告 IgA 腎症分科会. IgA 腎症診療指針第 3 版. 日腎会誌. 2011; 53: 123-35.
2) 松尾清一, 監. 厚生労働省難治性疾患克服研究事業進行性腎障害に関する調査研究班, 編. エビデンスに基づく IgA 腎症診療ガイドライン 2014. 東京: 東京医学社; 2015.
3) Tomino Y, Suzuki H, Horikoshi S, et al. Multicenter trial of adrenocorticosteroids in Japanese patients with IgA nephropathy-results of the special study group on progressive glomerular disease, Ministry of Health, Labor and Welfare of Japan. Curr Top Steroid Res. 2004; 4: 93-8.
4) Hotta O, Miyazaki M, Furuta T, et al. Tonsillectomy and steroid pulse therapy significantly impact on clinical remission in patients with IgA nephropathy. Am J Kidney Dis. 2001; 38: 736-43.
5) Komatsu H, Fujimoto S, Hara S, et al. Effect of tonsillectomy plus steroid pulse therapy on clinical remission of IgA nephropathy: a controlled study. Clin J Am Soc Nephrol. 2008; 3: 1301-7.

〈鈴木 仁〉

Q6 高血圧と腎障害は関連するの？
腎臓病を伴う高血圧患者の降圧療法は？

▎高血圧と腎障害の関連

　長期に高血圧を放置すると，腎臓では糸球体硬化や間質の線維化をきたし，腎機能を悪化させる．また，腎臓は水分やナトリウムをはじめとする電解質の恒常性を維持する調節機構で，その機能の失調は血圧調節に大きな影響を及ぼす．もともとの腎臓病が比較的軽症であっても，適正な血圧コントロールがなされない場合は，末期腎不全の発症率は増加するので[1]（図1），高血圧と腎障害は密接に影響しあう関係にある．

　腎臓の自己調節機能が低下している状態では，日常生活，特に減塩と安静が重要である．塩分の過量摂取下では，尿量を減少させ体液を増やし，体液中の塩分濃度を一定に保とうとする働きがある．その後腎臓は尿量を増やし，不要な塩分を排泄する．腎機能が低下した状態では，不必要な塩分の排泄に時間がかかるため，1日を通して血圧が上昇し，腎からの濾過量を増やす．腎機能の低下が進むと，塩分の排泄が1日で解消できなくなり，高血圧が持続する原因となる．

▎一般療法

　食生活を改善し減塩を続けると，徐々に過剰な塩分が排泄されて血圧は改善していく．減

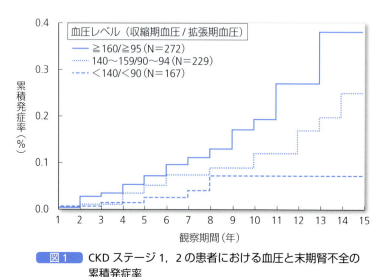

図1 CKDステージ1，2の患者における血圧と末期腎不全の累積発症率
（Vupputuri S, et al. Hypertension. 2003; 42: 1144-9 より改変）[1]

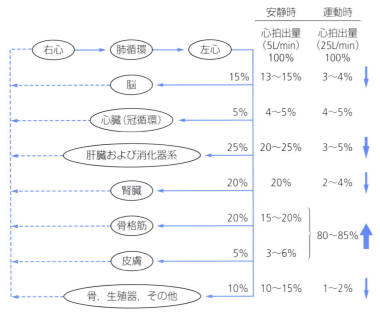

図2 安静時と運動時の心拍出量（血流配分率）
（堤 清記，編．TEXT 生理学．3版．東京：南山堂；1999．p.74 および
本郷利憲，編．標準生理学．5版．東京：医学書院；2000．p.565）

表1 慢性腎臓病患者における降圧目標と第一選択薬

	降圧目標	第一選択薬
糖尿病あり	130/80 mmHg 未満	レニン-アンジオテンシン系阻害薬
糖尿病なし		
蛋白尿 なし	140/90 mmHg 未満	レニン-アンジオテンシン系阻害薬，カルシウム拮抗薬，利尿薬
蛋白尿 あり	130/80 mmHg 未満	レニン-アンジオテンシン系阻害薬

・蛋白尿：軽度蛋白尿（0.15 g/gCr）以上を「蛋白尿あり」と判定する．
・GFR 30 mL/分/1.73 m^2 以上はサイアザイド系利尿薬，それ未満はループ利尿薬を用いる．
・糖尿病，蛋白尿ありの慢性腎臓病では，130/80 mmHg 以上の場合，臨床的に高血圧と判断する．

（高血圧治療ガイドライン 2014．p.70 より一部改変）

塩ができれば体液量も適正化し，降圧薬の効果は現れやすくなる[2]．次に安静が重要である．臥位ではすべての臓器の高さが同じになるため，腎への血流は増加する．運動時の腎への血流は心拍出量の数％だが，安静時には20％に上昇する（図2）．したがって，過剰な塩分の排泄には安静が有効であると考えられる．

薬物療法

腎臓病を伴う高血圧症の薬物治療においては，日本腎臓学会や日本高血圧学会が推奨する140/90 mmHg 未満を降圧目標とする．この目標値は，腎臓病の進展のみならず，cardiovascular disease（CVD）の発症リスクや死亡を軽減することに重点をおいた検討結果から導き出されている．そして，糖尿病合併腎臓病と尿蛋白が 0.15 g/gCr 以上の腎臓病では，さらに強化した 130/80 mmHg 未満が目標となっている（表 1）．いずれの腎臓病においても治療の第一選択薬はレニン-アンジオテンシン系（RA 系）阻害薬で，尿蛋白が多いほど RA 系阻害薬の腎保護効果が高い．十分な降圧ができない場合には，長時間作用型カルシウム拮抗薬や利尿薬を併用する．利尿薬の選択は，おおよそ CKD ステージ 1～3 でサイアザイド系利尿薬，ステージ 4～5 ではループ利尿薬を考える．

　RA 系阻害薬は残存糸球体の糸球体内圧を落とすことで糸球体の負荷を軽減し，腎保護作用を発揮するので，投与後の eGFR の低下には注意が必要である．特に，高齢者や eGFR が 30 mL/分/1.73 m^{2}未満の患者では，ごく少量で開始し，効果と副作用をモニターする．投与開始後 3 カ月の時点で投与前の 30% 未満の低下ならば薬理効果と考え，30% 以上の減少や，血清カリウムの上昇（≧5.5 mEq/L）を認める場合は，減量や中止を考える必要がある．また，両側腎動脈狭窄症への投与は原則禁忌で片側性腎動脈狭窄症では少量から開始し，過度な降圧，高カリウム血症，腎機能の急速な悪化をモニターしながら慎重に増量する．

　高齢化に伴い腎臓病を伴う高血圧症の症例は増加する．この年齢層は CVD や動脈硬化による末梢循環不全，自律神経障害に起因する起立性低血圧などを合併している場合がある．このような多様な背景に対して，個々の症例に合ったオーダーメイドな降圧療法が望まれている．特に血圧の日内変動や季節性変動は，家庭血圧や 24 時間血圧計のデータなどを参考に降圧薬の種類や内服時間の工夫を行うとよい．一方，透析患者では，血圧と生命予後が U 字カーブを示すことが報告されている[3]．透析患者の血圧には，ドライウエイトの設定や除水速度，心機能，糖尿病による自律神経障害など多くの要素が関係しており，一律の降圧目標を立てにくくなっていて，まさにオーダーメイドの降圧療法が必要である．

文 献

1) Vupputuri S, Batuman V, Muntner P, et al. Effect of blood pressure on early decline in kidney function among hypertensive men. Hypertension. 2003; 42: 1144-9.
2) Slagman MC, Waanders F, Hemmelder MH, et al. Moderate dietary sodium restriction added to angiotensin converting enzyme inhibition compared with dual blockade in lowering proteinuria and blood pressure: randomised controlled trial. BMJ. 2011; 343: d4366.
3) Iseki K, Miyasato F, Tokuyama K, et al. Low diastolic blood pressure, hypoalbuminemia, and risk of death in a cohort of chronic hemodialysis patients. Kidney Int. 1997; 51: 1212-7.

〈大澤　勲〉

わが国の末期腎不全（ESKD）の現状は？

　世界中で末期腎不全の治療を受けている患者は2013年時点で320万人と推定され，毎年6％の割合で増加している．これら末期腎不全患者のうち，250万人以上は透析治療（血液透析または腹膜透析）を受けていると推定されている．日本の末期腎不全患者数は，人口100万人あたり2,620人に達し，米国の2,080人，EU諸国の1,090人に比べて多い．国内総生産（GDP）が低い国ほど，人口100万人あたりの末期腎不全患者数が少ない傾向があることから，透析治療を受けられない理由として経済的要因があげられる．高所得国である米国，EU諸国，日本では，最近の透析患者増加率は5％未満であるが，低所得国のそれは10〜11％と高い．これまでに経済的要因から透析治療を実施してこなかった国々では，今後透析治療の必要性が急速に高まるだろうと思われる．日本では透析患者数の増加に伴い腎不全に関わる医療費も増加しているが，国民医療費全体に占める腎不全関連医療費の割合は最近ではほとんど上昇していない．国民1人あたりの医療費と腎不全患者1人に要する治療費の比率を国別に比較すると，日本は各国の平均値から逸脱しておらず，国民医療費に占める腎不全医療費の割合は他国と同程度とされている．米国，欧州，日本の透析患者の5年生存率を比較すると，米国と欧州では50％未満だったが，日本では60％と高く，日本の透析医療の質は高いことが示された．さらに，透析導入から1年以上が経過した患者の死亡率と慢性腎不全患者1人の年間医療費の関連性を国別に比較したところ，日本では腎不全医療費が平均値と同程度であるにもかかわらず，死亡率は平均値よりも著しく低く，日本は各国に比べて経済的にも効率よく透析治療を行っていることが示唆された．患者1人あたりの治療費を疾患別に算出すると，血液透析にかかる費用は他のさまざまな疾患の治療に比べて高額であり，透析医療費を削減するためには，慢性腎臓病（CKD）を末期腎不全に進展させない治療を充実させることが重要である（第60回日本透析医学会学術集会　大阪市立大学　武本佳昭）．

　日本透析医学会では，1968年から毎年末に全国の透析療法施設を対象に統計調査を行っている．2014年では，導入患者数38,327人（施設調査による集計），死亡患者数30,707人であり，人口100万人対比2,517.3人であった．導入患者総数は36,377人（患者調査による集計）で原因疾患の第1位は糖尿病性腎症43.5％（前年度より0.3％減），第2位が慢性糸球体腎炎17.8％（前年度より1.0％減），第3位が腎硬化症14.2％（前年度より1.1％増）であった．20年以上の透析患者数は，24,830人で前年度と比べ715人増加し，全透析患者中8.0％と漸増している（患者調査による集計）．

　近年，高齢による体力の低下や多くの合併症により，介護が必要な透析患者が増えてきている．高齢者への援助で医学的な面から生じてくる問題として，リハビリテーションや入院

の必要性，合併症の治療，精神的・心理的問題の解決などがあげられる．また，社会的な問題として，家庭内環境（1人暮らし），日常生活への介助の必要性（食事，入浴，通院など）や経済的問題がある．こうした問題は，家族だけで解決することは不可能なことが多いので，周囲の人達の援助（公的・民間によるサービスやボランティアなど）が必要になる．公的なものには，役所の高齢福祉担当課または，近くの在宅介護支援センターがある．また，介護保険を利用することもできるし，民間では市区町村の社会福祉協議会にボランティアセンターがある．

〈富野康日己〉

透析を始めるといわれてから透析療法を導入するまでの日常生活での注意は？

　透析導入に至るということは，残存腎機能が低下していることを示していると考えられる．そこで，残存腎機能低下に伴って起きうる出来事を示したい．

　そもそも腎機能とはどういったものだろうか．腎機能は主に以下の6つで表される．

① 体内の水分バランスの調節（尿の産生）
　　→不要な水分の排泄と体内水分量の調節．
② 体内の電解質バランスの調節
　　→ナトリウムの吸収と排泄，カリウムの排泄，リンの排泄．
③ 血圧の調節
　　→レニンの産生，腎交感神経の調節，血圧の調節．
④ 内分泌の産生（エリスロポエチン，ビタミンDの活性化）
　　→造血ホルモンと呼ばれるエリスロポエチンの産生，骨形成と体内カルシウムに関係するビタミンDの活性化．
⑤ 酸塩基平衡の調節
　　→体に余分な水素イオンを尿に排泄し，代謝性アシドーシスを防止する．
⑥ 尿毒素の排泄
　　→代謝で生じるさまざまな尿毒素を排泄し体に蓄積させないようにしている．

　腎不全が進行するとこれらの機能が低下していく．以下に起こりうる症状を記載する．

① 体内の水分バランスの喪失
　　→浮腫の出現，胸水・腹水の出現，うっ血性心不全の発症など．
② 体内の電解質バランスの喪失
　　→カリウムの蓄積（カリウムが排泄されず，体に溜まりやすくなる）．→不整脈が出現して高度になると心臓が停止することもある．
　　→リンの蓄積（リンが排泄されず，体に溜まりやすくなる）．→FGF（fibroblast growth factor）23の産生亢進，二次性副甲状腺機能亢進症の出現．→骨線維症，血管の石灰化，リン酸カルシウムの異所性蓄積が起こる．
③ 血圧の調節不全
　　→血圧が上昇しやすくなり，高血圧を呈することが多くなる．
④ 内分泌の産生低下
　　→エリスロポエチンの欠乏により貧血が出現する．
　　→活性化ビタミンDの欠乏により，低カルシウムが出現する．→二次性副甲状腺機能亢進症となり，骨線維症，異所性石灰化などが出現する．

⑤ 酸塩基平衡の調節不全

→代謝性アシドーシスをきたし，体が酸性化に傾く．反応性に呼吸が速くなったり，数が増えたりする．

⑥ 尿毒素の蓄積

→体内に尿毒素が蓄積して，全身のだるさや嘔気，瘙痒，精神症状等が出現することがある．

以上のように腎機能が低下することによりさまざまなことが起こることがありうるので，十分な注意が必要である．そのなかでも自分自身でできる注意点があるので，ここではそれについて学習しよう．

① 塩分，水分のとりすぎに気をつける

→まず塩分を1日6gまで制限する．たくさんの塩分はたくさんの水分を体に溜め込む．そのために浮腫，胸水，腹水，心不全といった症状が出現しやすくなる．尿量が減少している場合は，水分の制限も必要となる．

② 食事中のカリウム，リンを制限する

→上記したようにカリウムをたくさん摂取すると不整脈を引き起こし死に至ることもある．カリウムは果物，野菜にたくさん入っている．それらのジュースは，特に気をつける必要がある．果物のなかでもメロンやバナナは，特にカリウムが高いので摂取しないほうが無難である．野菜ではじゃがいものような充実性野菜はカリウム値が高いので気をつける．菜類は茹で，煮汁をすてることでカリウム量を減少できる．

→リンの多いものの摂取も控えたい．代表的なものはレバーやワカサギである．乳製品やカップ麺なども多いので気をつける．コンビニで手軽に買える食品に多いとされている防腐剤，保存料にもたくさんのリンが含まれているので控えるように心がける．

③ タバコをやめる

→タバコは腎臓だけではなく，体にたくさんの悪影響を与える．腎機能も悪化するので早めに中止されたほうがよい．

④ 適度な運動

→適度な運動は，心肺機能を維持し，筋力を保ち，体を健康に保つ．有酸素運動といわれる，体にやさしい運動を心がける．ただし，激しすぎると逆効果となる．

⑤ 風邪の予防

→感染症にかかると腎機能が悪化する．そのために血液透析導入が早まることもある．外出先からの手洗い，うがい（水で十分）を行う．可能であればインフルエンザの予防接種を受け，なるべく大きな感染症にかからないようにすることが必要である．

⑥ 蛋白質のとりすぎに注意する

→蛋白質は尿毒素物質の原因となることがあり，とりすぎると尿毒素産生を亢進してさまざまな症状が出現しやすくなる．

上記した点は通常の注意点であるが，腎不全に至った原疾患や個人差などにより一概にいえない部分もあり，必ず担当医に相談して，自分に合った生活をするように心がけてほしい．

〈日髙輝夫〉

2章

血液透析療法—腎代替療法

Q9 透析療法（dialysis therapy）の原理は？

　透析療法は，体内の老廃物が多く含まれている体液を腎臓の代わりに浄化し，また体内の余分な水分を抜く腎代替療法（renal replacement therapy）である．透析療法には，血液透析（hemodialysis: HD）と連続携行式腹膜透析（continuous ambulatory peritoneal dialysis: CAPD）の2つがあるが，腎代替療法には，さらに腎移植（renal transplantation）も含まれる．

　透析（dialysis）とは，2つの液体をセロファン膜などのごく小さな穴のあいた半透膜で仕切り，それを介して両液中の物質を移動（拡散）させることをいう．また，透析液に陽圧か陰圧をかけて分離する方法（限外濾過）もある（図1）．これらの働きを利用したものが透析療法である．透析療法の目的は，腎機能が低下したため，①血液中の老廃物や水分などを除去できない，②これ以上悪くなると通常の日常生活ができない，③腎臓以外の多くの臓器に悪影響を及ぼす，④生命予後にも関わるといった場合に，体内の老廃物が多く含まれている体液を浄化すると同時に，体内の余分な水分を除去することである（腎代替療法）．血液透析の場合には透析器（ダイアライザー）を，腹膜透析の場合には患者本人の腹膜を介して血液と透析液が接するようにし，体内（血液）からインドール化合物やグアニジン誘導体などの尿毒症毒素（uremic toxins）（図2）を取り除く．クレアチニンも尿毒症性物質の一つと考えているが異論もある．

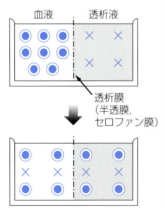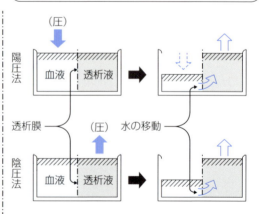

図1　拡散および限界濾過の原理

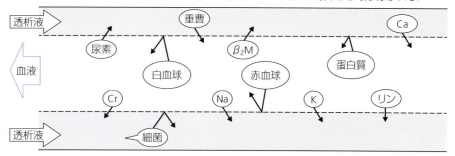

図2 血液透析の原理
(富野康日己. 血液透析. 東京: 保健同人社, 2000. p.9)

　血液透析により血液中から取り除きたい物質は，透析液の方の物質の濃度をゼロにしておけばよく，逆に体内に入れたい物質があれば，透析液のなかのその物質を高濃度にしておけば物質の移動が起こる．また，少しだけ取り除きたい物質については，透析液側を血液側より少し薄くして，血液側との濃度差を少なくしておくことである．体内から一部のビタミンやアミノ酸も透析液の方へ出るが，少量なので患者に対する悪影響は起こらない．血液中の赤血球，白血球，血小板や蛋白質などの分子の大きなものは，透析膜（半透膜）を通過せず，逆に細菌やウイルスが体内（血液側）に入ることはない（図2）．

〈富野康日己〉

Q10 血液透析の機器と透析のやり方の実際は？プライミングってなあに？

　血液透析に必要な機器は，大きく分けると，①透析液を補充する透析液供給装置，②透析が安全に行われるように見守る監視装置（患者用モニター），③透析を行う部分である透析器（ダイアライザー），④抗凝固剤からなっている．

① 透析液供給装置では，水道水からイオン類，バクテリア，パイロジェンといわれる有害物質などを，水処理システムである活性炭とナノフィルター（NF 膜），逆濾過装置（RO 装置）によって除去した純水と，透析液の原液（成分の異なる A 液と B 液）とを混合する．こうして希釈した液を，さらにパイロジェン除去装置，次いで患者用モニターを通して透析器（ダイアライザー）へ送り込む．

② 監視装置（患者用モニター）は，透析液の電導度，温度，毎分の血液流量，回路内の圧力，透析液を引く引力（陰圧），漏血，抗凝固剤の注入速度，除水量，気泡の有無などを監視して，異常時のトラブルをすぐに知らせるようになっている．患者のベッドサイドにある装置は，患者用モニターと透析器（ダイアライザー）であり，その他は機械室に備えられている（図 1）．

　実際のやり方は，ブラッドアクセス部（多くは内シャント）を消毒し，針を 2 本アクセス部へ穿刺する．アクセス部に近い方の針から 1 分間に 150～200 mL 程度の血液ポンプによって取り出して，血液を浄化する透析器（ダイアライザー）に誘導する．この時，シリンジポンプを用いて抗凝固剤を持続的に透析回路内に注入する．透析器（ダイアライザー）で老廃物や余分な水分を取り除いたのち，再びアクセス部から遠い位置の針を通じて血液を体内へ戻す操作を連続して行う．1 回の透析は，3～4 時間程度で，終了時は生理食塩水で透析回路

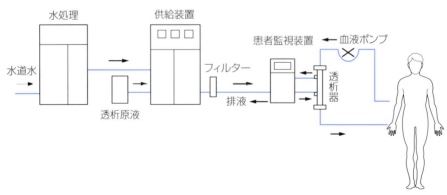

図 1 血液透析システム
（富野康日己，編．エッセンシャル腎臓内科学．東京: 医歯薬出版; 1997. p.205）

内を置換しながら返血し，ブラットアクセスに留置した針を抜き，止血を確認して終了する．透析の頻度は，週に2〜3回が一般的である．

透析を行う透析器（ダイアライザー）には，膜の種類や膜面積，膜厚，充填量などによりさまざまな種類があり，患者に合った条件（除去したい物質，抗血栓性，体格，わかっていれば構成成分に対するアレルギーの有無）で，ダイアライザーを選択する．また，体外循環を必要とする血液透析において，血液凝固を予防するための抗凝固剤は重要であり，種類としてはヘパリン，低分子ヘパリン，ナファモスタットメシル酸塩，アルガトロバン水和物などが用いられる[1]．

プライミングは，透析開始（穿刺）前に主に生理食塩水を用いて透析器（ダイアライザー）を満たしている滅菌水や膜の保護剤（グリセリンなど）を洗い流し，回路内の微細な塵，気泡，汚れを洗浄するとともに，漏出がないことを確認し，生理食塩水で置換して患者に安全な治療が行える状態にすることを目的としている．

📖 文 献

1) 秋葉 隆, 峰島三千男. CE 技術シリーズ 血液浄化療法. 東京: 南江堂; 2004. p.1-8

〈渡邉智成〉

Q11 血液透析を始める目安は？ 血液透析の原因疾患でその目安は違うの？

　透析療法を始める目安については，（旧）厚生科学研究・腎不全医療研究班が作成した基準に従っている（平成3年厚生科学研究・腎不全医療研究事業報告書．1992．p.125-32）．Ⅰ～Ⅲ項目の合計点数60点以上を透析導入とする．しかし，年少者（10歳未満），高齢者（65歳以上）の場合や末期腎不全（end stage kidney disease: ESKD）の原因疾患が，糖尿病腎症や全身性エリテマトーデス（systemic lupus erythematosus: SLE）によるループス腎炎などの全身性血管合併症のあるものには，10点を加点することになっているため，この基準よりも透析開始時期が早くなる（表1）．

　患者への説明に用いる臨床検査成績・症状として，以下の項目があげられている．
① 血液中の尿毒症毒素である血清尿素窒素（SUN）が100 mg/dL以上（基準値: 5～20 mg/dL），血清クレアチニン（s-Cr）が10 mg/dL以上（基準値: 0.6～1.2 mg/dL）
② 食事療法や薬剤などを使った保存的な治療でもコントロールできない高カリウム（K）血症（血清カリウムが6 mEq/L以上）

表1　慢性腎不全透析導入基準

Ⅰ．臨床症状
　1．体液貯留（全身性浮腫，高度の低蛋白血症，肺水腫）
　2．体液異常（管理不能の電解質，酸・塩基平衡異常）
　3．消化器症状（悪心，嘔吐，食欲不振，下痢など）
　4．循環器症状（重篤な高血圧，心不全，心包炎）
　5．神経症状（中枢・末梢神経障害，精神障害）
　6．血液異常（高度の貧血症状，出血傾向）
　7．視力障害（尿毒症性網膜症，糖尿病性網膜症）
　これら1～7小項目のうち3個以上のものを高度（30点），2個を中等度（20点），1個を軽度（10点）とする．

Ⅱ．腎機能
　持続的に血清クレアチニン8.0 mg/dL以上（あるいは，クレアチニンクリアランス10 mL/分以下）の場合を30点，5～8 mg/dL未満（または，10～20 mL/分未満）を20点．3～5 mg/dL（または，20～30 mL/分未満）を10点とする．

Ⅲ．日常生活障害度
　尿毒症状のため起床できないものを高度（30点），日常生活が著しく制限されるものを中等度（20点），通勤，通学あるいは家庭内労働が困難となった場合を軽度（10点）とする．

以上のⅠ～Ⅲ項目の合計点数が60点以上を透析導入とする．
ただし，年少者（10歳未満），高齢者（65歳以上），全身性血管合併症のあるものについては，
10点を加算する．
（川口良人．慢性透析療法の透析導入ガイドラインの作成に関する研究．平成3年度厚生科学研究「腎不全医療研究事業」報告書．1992．p.125-32）

③ 尿の排泄低下により，体内の水分が過剰状態になった時（肺うっ血，うっ血性心不全など）

④ 乏尿〔尿の量が1日400 mL以下（通常は，1日おおよそ1,500 mL）〕の悪化がみられた時

⑤ 自殺目的などの薬物（農薬）中毒や薬剤性腎障害の時などである．

　この基準に患者や医師がとらわれすぎることはよくないが，SUNが150 mg/dL，血清クレアチニン15 mg/dL，血清カリウム（K）が6.5 mEq/Lくらいになったら，すぐに透析を導入すべきである．糖尿病腎症やループス腎炎などの全身性疾患の場合には，前述のようにこの基準よりも透析開始時期が早くなる．しかし，透析を導入する時期については，腎臓専門医の判断・説明と患者・家族の同意（インフォームドコンセント）を得たうえで決定する．現在，透析療法の現状を見据えた新しい導入基準の作成が進められている．

　透析療法は長期にわたる治療法であるため，有効な透析を行うためには患者に苦痛を与えたり不安定であってはならない．医療側は患者にとって最も適した透析を提供するため，さまざまなエビデンスをもとに，個人の状態に合わせた透析条件を検討し提供する必要がある．

〈富野康日己〉

Q12 血液透析の開始時期が遅れるとどうなるの？

血液透析導入の基準として，1991年厚生科学研究・腎不全医療研究班により透析導入基準が作成され長らく使用されてきた．また，2013年には日本透析学会から透析導入に関するガイドラインが制定された．これらの基準通りに血液透析の導入をスムーズに行える患者は多いが，糖尿病腎症が原疾患の慢性腎不全患者や肺炎，心筋梗塞などを発症した慢性腎不全患者などは，血液透析導入のタイミングが早まってしまうことがある．もしも血液透析の開始が遅れてしまうと，眼底出血や胃・腸管からの出血，高血圧による脳出血，神経麻痺，心嚢液や腹水の貯留，うっ血性心不全，心筋の変性などが現れ，その後の治療が難しくなる．

腎不全が進行すると，血液中の老廃物が高値を示し，以下のようなさまざまな症状や状態が出現する．これらが，特に強くなった状態を「尿毒症（uremia）」という．腎不全初期では，疲れやすい，だるい，吐き気，食欲不振，動悸，頭痛，不眠，むくみ（浮腫）といった症状が現れる．悪化すると，咳，息苦しさ，水性の（水っぽい）痰，歯肉や胃からの出血，大呼吸，痙攣などの症状が加わってくる．視力も低下し，時に眼底出血がみられる．口臭は，尿のようになり（尿臭），患者は味覚異常を訴えるようになる．また，尿量は減少する．四肢や顔の皮膚には，むくみ（浮腫），色素沈着，かゆみ（瘙痒感）がみられ，皮膚の色は黄土色の貧血様となる．皮膚感覚にも違和感がみられ，イライラ感も出現する．検査では，貧血，高血圧，心臓肥大，胸水の貯留がみられ，血液検査では尿素やクレアチニンといった老廃物（尿毒症性物質）やカリウム（K）が著しく高値（高カリウム血症）となる．電解質では，低カルシウム（Ca）血症，高リン（P）血症がみられ，血液は酸性になる（酸血症，アシドーシス）．

血液透析の導入にはバスキュラーアクセスが必要であり，適切な時期にAVF（arteriovenous fistula: 自己血管使用皮下動静脈瘻）またはAVG（arteriovenous graft: 人工血管使用皮下動静脈瘻）の作製を行わなければならない．バスキュラーアクセスの作製前に透析導入が必要になれば，カテーテルを挿入し血液透析を行うことになる．カテーテル挿入時の合併症だけでなく，バスキュラーアクセスを作製してからアクセスが使用できるまでの長い期間，カテーテルを留置しておかなければならないため，カテーテル感染症のリスクが高まる．全身の浮腫が重症であった場合は，浮腫が軽減するまでは手術を行えないことがあり，カテーテルを使用しての血液透析がさらに長期となる．そのため，患者の社会復帰が大幅に遅れるだけではなく，患者の生命予後にも影響を与えることになる．したがって，それまでの食事療法や薬物療法などの保存的治療にこだわりすぎて，血液透析の準備や開始時期を遅らせるのは問題である．極端な場合には，高K血症や致死性の不整脈が原因となり，透析を始める前に死に至ることもあるので，透析療法を始める時期を間違えないようにしなければならない．特に，糖尿病腎症では，一夜のうちに高度なうっ血性心不全を呈することもあるので，血液透析の開始時期については，十分に注意する必要がある．

〈関 卓人〉

Q13 早めの透析導入は予後良好なの？

　適切な透析導入時期については，これまで過去のさまざまな観察研究では，高い GFR の段階で透析導入することで，尿毒症に伴う臨床症状を予防し，患者の生存期間を延長する可能性が指摘されていた．そのため比較的高い GFR で透析導入する傾向にあった．

　しかし近年の観察研究では，必ずしも早期透析導入が良好な予後と関連しないとする報告がみられる．オランダにおける透析患者を対象としたコホート研究（NECOSAD）では，当時の K/DOQI ガイドラインに従って透析導入した患者と，それより遅く透析を開始した患者を比較したところ，2.5 カ月生存期間が早期導入群で長かったが，この生命予後の差は lead time bias（早期導入により生存期間が長くみえる）が関与している可能性がある[1]．また，晩期導入群が透析導入までの時期を引き延ばせた期間は約 4 カ月程度であった．実際早期導入そのものが死亡率に関与しているというよりは，多くの合併症をもった慢性腎臓病（CKD）患者が尿毒症症状により耐えられなくなり，高い eGFR で透析導入になっていることも指摘されている．

　観察研究で生じるさまざまなバイアスが問題となっていたが，2010 年に，ステージ 5 の慢性腎臓病（CKD）患者における早期透析導入（eGFR 10〜14 mL/分/1.73m^2）と晩期透析導入（eGFR 5〜7 mL/分/1.73m^2）の予後を検討したランダム化比較試験である IDEAL 試験が報告された[2]．その研究では，生命予後に差はなかったとの結果であった．尿毒症症状のない状態で eGFR 7 mL/分/1.73m^2 より高い eGFR で導入しても予後改善効果はないことを表している．また晩期透析導入群の約 75% は，eGFR 7 mL/分/1.73m^2 以上で透析導入となっており，透析開始時の平均 eGFR は早期導入群で 9 mL/分/1.73m^2，晩期導入群で 7.2 mL/分/1.73m^2 であり，その差は 1.8 mL/分/1.73m^2 とわずかなものであるため，早期晩期導入の是非を問うのは困難とも考えられる．

　日本でも山縣らが行った日本透析医学会の透析導入調査によると，透析導入時 eGFR 8 mL/分/1.73m^2 以上と eGFR 2 mL/分/1.73m^2 未満で，各因子調整後の生命予後が不良であったと報告している[3]．この結果では遅すぎる透析導入も不良な予後と関連があるとしている．

　以上より，尿毒症症状，その他の合併症がみられなければ，eGFR<8 mL/分/1.73m^2 まで保存的な経過観察が可能で，その後は尿毒症症状，日常生活レベル，栄養状態を総合的に判断し，透析導入時期を決定することが推奨される．しかし，eGFR<2 mL/分/1.73m^2 までには透析導入することが望ましいといえる[4]．

文 献

1) Korevaar JC, Jansen MA, Dekker FW, et al. Netherlands Cooperative Study on the Adequacy of Dialysis Study Group. When to initiate dialysis: effect of proposed US guidelines on survival. Lancet. 2001; 358: 1046-50.

2) Cooper BA, Branley P, Bulfone L, et al. A randomized, controlled trial of early versus late initiation of dialysis. N Engl J Med. 2010; 363: 609-19.

3) Yamagata K, Nakai S, Iseki K, et al. Late dialysis start did not affect long-term outcome in Japanese dialysis patients: long-term prognosis from Japanese Society for [corrected] Dialysis Therapy Registry. Ther Apher Dial. 2012; 16: 111-20.

4) 維持血液透析ガイドライン: 血液透析導入. 透析会誌. 2013; 46: 1107-55.

〈木原正夫〉

Q14 持続血液透析濾過法（CHDF）の原理と方法は？

　CHDF (continuous hemodiafiltration: 血液透析濾過) というのは，持続的血液浄化法 (continuous blood purification: CBP) の一つで血液透析濾過の英語の略号である（図1）．一般に24時間以上持続的に血液濾過透析を行う方法である．透析膜の内外の圧力差を利用して水を抜く方法である限外濾過（22頁の図1）によって，余分な水と血液中の老廃物を取り除く方法である．CHDFでは，低分子から中分子の溶質除去を目的とし，血液濾過器（ヘモフィルター）内に透析液を流し限外濾過と同時に拡散による透析を行うもので，血液濾過 (hemofiltration: HF) よりも効率よく溶質の除去ができる．つまり，CHDFとは血液透析 (hemodialysis: HD) と血液濾過 (HF) を同時に行い，両者の短所を補うものである．HDFによって，小分子量から大分子量までの血液中の老廃物の除去が可能である．HDFは，HDよりも小分子・中分子物質の除去に優れ，中分子物質の除去はHFよりは劣っている（図2）．

　わが国におけるCHDFの設定は，血流量80～120 mL/分，透析液流量7～10 mL/分，置換液5～8 mL/分，透析時間24時間以上，ダイアライザー膜面積0.7～1.2 m²とされている．また，患者の状況に応じて除水量を設定する．

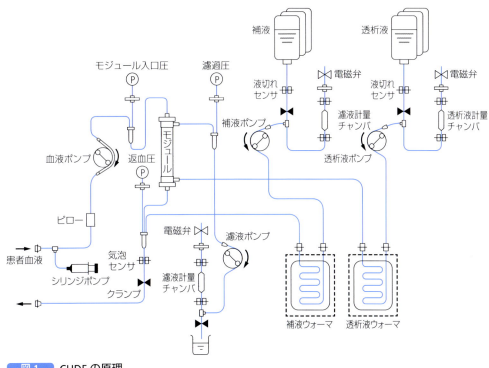

図1 CHDFの原理

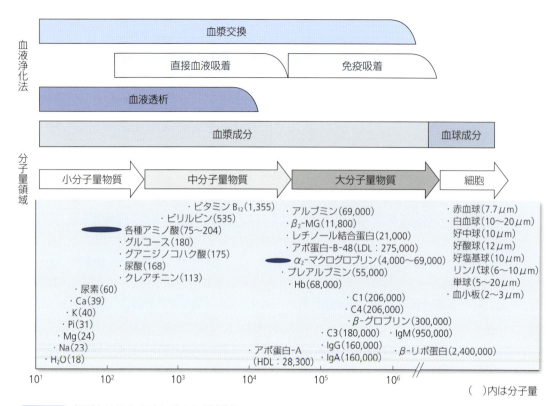

図2 各種血液浄化療法と除去物質領域
(富野康日己, 編. これだけは知っておきたい透析ナーシング Q&A（ナーシングケア Q&A 43）. 東京: 総合医学社; 2012)

　これまでも用いられている ECUM（extra-corporeal ultrafiltration method: 限外濾過法）とよばれる方法は，透析液や補充液を用いずに限外濾過のみを行う方法で水分の除去能力は通常の HD よりも優れている．しかし，老廃物の除去や電解質の補正には効果はない．

〈富野康日己〉

Q15 特別な透析方法〔短時間連日透析（SDHD），オーバーナイト透析（NHD）〕の定義と臨床効果は？ 個人にあった血液透析の方法とは？

　わが国では，95％の患者が週3回4時間（計12時間），血液量約200 mL，透析流量約500 mLで維持透析が行われているが，海外では特別な透析療法がなされている．短時間連日透析（short daily hemodialysis: SDHD）は，週5～7回，1回3時間未満，オーバーナイト透析（nightly hemodialysis: NHD）は，週6回8時間の透析療法である．SDHDとNHDは，在宅治療であるが，日本では在宅血液透析（home hemodialysis: HHD）という名称が用いられている．私の友人が勤務しているマレーシア・クアラルンプールのPrince Court Medical Centreでは，週に3回，1回8時間（心疾患患者では血液量200 mL/分以下）のNHD（計週24時間のHD）を行っている．多くの患者でリン吸着薬の減量ができ，透析室から翌朝会社に出勤する患者もみられている．

　SDHDとNHDの臨床効果としては，①血圧の安定化，②左心室肥大（LVH）の退縮，③血管石灰化の抑制，④貧血の改善，⑤血清リン（P）の正常化，⑥副甲状腺ホルモン（PTH）の低下，⑦栄養状態の改善などが報告されている．

〈富野康日己〉

Q16 在宅血液透析の現況と課題は？

　在宅血液透析（home hemodialysis: HHD）は，自宅に透析機器を設置し在宅の状態で行われる透析療法である．在宅血液透析については，指導管理料が2010年の診療報酬改定により引き上げられたこともあり，現在は在宅血液透析を推進する方向にある．

　腎不全治療を病態生理的に考えても長時間・頻回に透析を行うことは，理にかなった治療法である．しかし，透析装置の準備や感染予防（適切な消毒），穿刺，透析の実施，抜鍼・処置，透析装置の後片付けまでを自らが行う必要があり，十分な知識と技術の修練が必要である．

在宅血液透析のメリット

1. 長時間・頻回に透析を行うことにより透析不足が解消される．
2. ヒトエリスロポイエチン（EPO）製剤の使用量が減量できる．
3. 自分自身の時間や家族との団らんの時間がとれる．
4. 通院時間が大幅に減る．
5. 社会復帰率が高まる．
6. 自己参加型治療であり，自分自身の責任・意欲が高まる．

在宅血液透析のデメリット

1. 透析の準備から終了（後片付け）まで，自分で行う必要がある．
2. 自己穿刺のトレーニングが必要である．
3. 介助者が必要である．
4. 金銭的負担がかかる（月2〜3万円ほどといわれている）．
5. 透析機器を設置する場所の確保が必要である．
6. 毎月の物品の受け取りと保管が必要である．
7. 家庭で起こった何らかの事故に対し，速やかに対応する必要がある．
8. HHDの推進には診療報酬の点も含め解決すべき課題も残されている．
9. 透析導入関連病院の管理体制の整備と安全性の確保が最も重要である．

〈富野康日己〉

Q17 一般に用いられている人工腎臓用透析液の特徴，使用上の注意点，副作用は？

　透析液は，透析膜を介して血液と接し拡散の原理に基づき物質の移動を行う．つまり，血液透析終了後の血中濃度の安全な目標値を考慮し，生体から除去したい物質は透析液濃度を0または低濃度，体内に補充したい物質は濃度を高めに調整している．

　一般に用いられている透析液の組成を表1に示す．基本的には，透析患者の体内から除去したい尿素窒素やクレアチニンなどの尿毒症性物質は含まれておらず，ほぼ電解質とブドウ糖のみの組成である．なぜこのような組成になったかは，季刊誌『透析フロンティア』で鈴木正司先生が"わが国の透析液組成はなぜ，どのように変化してきたのか"で，わが国最初の透析液発売より50年以上が過ぎ，その改良の歴史を詳しく振り返っておられる[1]．その一部を引用させていただき，現在一般的に用いられている透析液の特徴，使用上の注意，副作用などについて述べてみたい（表2）．

　ナトリウム濃度は，50年前は透析膜の性能が低く，高血圧などへの対応のためナトリウムは低めであったが，その後透析膜や透析機器の進歩，Ca拮抗薬，α遮断薬，レニン-アンジオテンシン系阻害薬などの新しい降圧薬の出現などにより，血圧のコントロールが可能になった．そのため，低ナトリウム透析液の副作用である血漿浸透圧の低下に伴う不均衡症候群が問題となり，徐々にナトリウム濃度は高めに改良され，現在の正ナトリウム濃度となった．

　カリウム濃度は，血中濃度を下げるため低めに設定されている．最近は透析後の低カリウム血症で筋肉，消化器症状や不整脈などが問題となり，濃度を少し高めに設定した製剤が開発中である．

表1　一般に市販されている透析液の組成

重曹透析液（少量酢酸入り）

	ナトリウム	カリウム	カルシウム	マグネシウム	クロール	酢酸	重炭酸	ブドウ糖	クエン酸
	mEq/L	mEq/L	mEq/L	mEq/L	mEq/L	mEq/L	mEq/L	mg/dL	mEq/L
	138.0〜1430	2.0〜2.5	2.5〜3.5	1.0〜1.5	110.0〜113.0	8.0〜10.2	25.0〜30.0	100.0〜150.0	

無酢酸透析液

カーボスター	140.0	2.0	3.0	1.0	111.0		35.0	100.0	2.0

透析濾過型透析液

バイフィル	139.0	2.0	3.3	1.0	145.3			100.0	
（補充液）	166.0						166.0		

表2 わが国の透析液組成の変遷

年代	透析液	Na (mEq/L)	K (mEq/L)	Ca (mEq/L)	Mg (mEq/L)	Cl (mEq/L)	重炭酸 (mEq/L)	酢酸 (mEq/L)	クエン酸 (mEq/L)	ブドウ糖 (mg/dL)
1943年	Kolff の透析液（オランダ）	119.8	—	—	—	119.8	—	—	—	1,500
1947年	Kolff の透析液（米国）	126.5	5.4	2.0	—	109	23.9	—	—	1,500
1965年	人工腎臓灌流原液"フソー"	126.5	2.7	2.7	—	108.1	23.8	—	—	2,000
1966～	キンダリー液(K)-1	134	2.6	2.5	1.5	104	—	36.6	—	554.5
	K-2	132	2.0	2.5	1.5	105	—	33	—	200
1970年	AK-ソリタ	132	2.0	2.5	1.5	105	—	33	—	200
	ニレストン	132	2.0	2.5	1.5	105	—	33	—	200
～1980年	K-3	132	2.0	3.5	1.5	104	—	35	—	200
	K-GF	135	2.0	3.75	1.5	105.25	—	37	—	—
	AK-ソリタ B	135	2.0	3.5	1.5	105	—	37	—	200
	レナザール-4	132	2.0	3.5	1.5	102	—	37	—	—
～1985年	AK-ソリタ C	135	2.5	3.0	1.5	109	27.5	7.5	—	—
	K-AF-1	135	2.5	3.5	1.5	106.5	30	8	—	—
	AK-ソリタ M-Na-140	140	2.0	3.0	1.0	108	—	38	—	—
1986～	K-AF-2	140	2.0	3.0	1.0	110	30	8	—	100
1990年	AK-ソリタ DP/DL	140	2.0	3.0	1.0	113	25	10	—	100
1990年～	K-AF-3	140	2.0	2.5	1.0	114.5	25	8	—	150
	AK-ソリタ FP/FL	143	2.0	2.5	1.0	114	27.5	9	—	100
	粉末透析液	138～143	2.0	2.5～3.0	1.0	110～114.5	25～30	8～12	—	100～150
1995～ 2008年	透析液は清浄であることが必要（水質基準）									
	SZ-D21	140	2.0	3.0	1.0	111	35	—	2.0	150

（鈴木正司. 透析フロンティア. 2015; 25: 17-24 より. 出版社の許可を得て転載）[1]

カルシウム濃度については，当初腎不全症状である低カルシウム血症を改善するため，濃度を 3.5 mEq/dL と高めにしていたが，その後活性型ビタミン（Vit）D 製剤などの出現により濃度は 3.0 mEq/dL に下げている．さらに，二次性副甲状腺機能亢進症に対し VitD パルス療法などが試みられると患者の血中カルシウム濃度が高値となるため，2.5 mEq/dL と低めに設定された透析液が出現した．患者の血中カルシウム濃度によっては，現在は 2.75 mEq/dL の製剤も選択可能である．

マグネシウム濃度は，腎不全症状である高マグネシウム血症を改善させつつ，透析後の低マグネシウム血症を予防するため 1.0 mEq/dL に設定された．

腎不全によるアシドーシスを改善する目的で重炭酸と酢酸が添加されている．50 年以上前は，重炭酸イオン濃度が安定せず透析液の作成にはかなり難渋していた．その後，酢酸が肝臓で重炭酸イオンに代謝されることが報告され，酢酸透析液が主流となっていった．しかし，酢酸透析液での透析中にしばしば血圧低下，頭痛，嘔気・嘔吐，倦怠感などが認められた．もともと酢酸には，末梢血管拡張作用と心機能抑制作用などがあり，このような酢酸不耐症として問題になった．そのため再び重炭酸透析に戻ったが，pH 調整，濃度の安定性，ライン管理などのため少量の酢酸を添加せざるを得なかった．その後，完全な酢酸フリーの透析液としてカーボスターやバイフィルなどが発売された．カーボスターは pH 安定化のためクエン酸が添加されており，クエン酸の副作用（異所性石灰化など）については現時点では不明な点も多く，現在も議論されている．また，バイフィルに関しては，炭酸水素ナトリウムを同時に投与する必要があり，血液濾過透析用の機械を用いなければならない．酢酸フリー透析液は，アルカローシスが問題となることがある．特にバイフィルは，患者の血液ガスをしばしばチェックする必要がある．

ブドウ糖に関しては，当初は浸透圧による除水目的できわめて高い濃度が添加されていたが，透析機械の除水能の進歩により，通常の血糖濃度維持を目的とする濃度となった．

その他の進歩としては，透析液の運搬や貯蔵に便利な粉末化した製品の開発がある．詳細は本書の次項目を参照いただきたいが，水質の清浄化などもある．

現時点でも，治験段階であるが電解質濃度の改良は続いていることなどから，すべての透析患者を満足させる透析液はないといえる．すべてオーダーメイドの透析液を用いるのが理想であるが，個々の透析液の調整，個人用の透析機械の洗浄等の問題などから，現時点では日本の大多数の透析施設での透析液供給はセントラル方式を採用している．使用している透析液の利点や欠点をよく理解し，可能な限り輸液や薬剤などで補正する努力は欠かせない．今後も，安価で安全，簡便な透析液の開発は続くものと思われる．

📖 文 献

1) 鈴木正司. わが国の透析液組成はなぜ，どのように変化してきたのか. 透析フロンティア. 2015; 25: 17-24.

〈福井光峰〉

Q18 オンライン-HDF/HF 治療への使用を意図した人工腎臓装置と水質基準は？

2012 年度の診療報酬改訂からオンライン-HDF 療法（O-HDF）の適応疾患限定枠が取り除かれ，「慢性維持透析濾過（複雑なもの）を行った場合」として算定できようになった．ただし，多量な透析液を血液中に補充する血液浄化療法であり，厚生労働大臣が定める以下の基準に適合し，かつ遵守した施設に限り算定することができる．

*2014 年度より間歇補充型血液透析濾過（I-HDF）も同様算定可能となった．

1. 透析液水質確保加算 2 を算定していること．
2. オンライン補充液の要求事項に適合する補充液を作り出せる認可された装置を使用し，要求事項に記載された管理基準を遵守していること．
3. 認可された装置，専用のヘモダイアフィルタを使用すること（ヘモダイアフィルタについては，JIS T 3250 4.5.2 を参照）．

透析液水質確保加算 2 の施設基準

(1) 月 1 回以上の水質検査を実施し，関連学会から示されている基準を満たした血液透析濾過用の置換液を作製し，使用していること（表 1，関連学会が示す水質要求事項を参照）．
(2) 透析機器安全管理委員会を設置し，その責任者として専任の医師または専任の臨床工学技士が 1 名以上配置されていること〔公益社団法人日本臨床工学技士会（JACE）主催の透析液安全管理責任者セミナー受講者であることが望ましい〕．

オンライン HDF/HF 治療への使用を意図した人工腎臓装置と水質基準（要約）

O-HDF 治療には以下の機能を装備し，国の認可を取得した装置を用いること．また，メーカーから付属される添付文書と取り扱い説明書を遵守した運用が必要である．

(1) 装置に関する要求事項
① 透析液の連続的な濃度モニタ機能を備えていること．
② 社団法人日本透析医学会（JSDT）が定めるオンライン補充液の要求事項に適合する補充液を作り出すことができることを確かにすること（表 2 を参照）．
③ 治療中の単一故障状態においても安全性を有していること（エンドトキシン捕捉フィルタ；ETRF のリークテスト，バックアップを有すること）．

ETRF（endotoxin retentive filter）管理基準については，日本透析医学会誌 44 巻 9 号-2011 を参照いただきたい．

表1 オンライン HDF 施行時の水質要求事項

	JSDT 2008		JACE GL Ver. 2.01		ISO 23500	
	生菌数 （CFU/mL） 未満	ET 活性値 （EU/mL） 未満	生菌数 （CFU/mL） 未満	ET 活性値 （EU/mL） 未満	生菌数 （CFU/mL） 未満	ET 活性値 （EU/mL） 未満
透析用水	100	0.05	1 目標 0.1	0.01 目標 0.001	100 アクションレベル 50	0.25
標準透析液	100	0.05	0.1	0.001	100 アクションレベル 50	0.5
超純水 透析液	0.1	0.001 測定感度 未満			0.1	0.03
置換液用 透析液	無菌かつ 無発熱物質 10^{-6}	0.001 測定感度 未満	10^{-6}	0.001	適切な薬局法の要求事 項に準じ，生存する微 生物がいないこと	0.03
生菌数測定 の検体量	超純水透析液: 10 mL 以上		透析用水: 1～100 mL 透析液: 10～100 mL Online-HDF/HF: メーカーの添付 文書に記載された管理基準に準ず る		透析液: 10～25 mL 以上 1,000 mL	
測定頻度	透析用水: 1 回/3 カ月 透析液: 2 台/月以上，1 年 で全台		透析用水: 1 回/月以上 透析液: 1 回/月以上，1 年で全台 Online-HDF/HF: メーカーの添付 文書に記載された管理基準に準ず る		サンプリングスケジュールは各装置 が少なくとも年 1 回サンプルされる ようにし，頻度は月 1 回モニタリン グされることが多い	

（日本透析医学会．透析液水質基準と血液浄化器性能評価基準 2008 および日本臨床工学技士会．透析液清浄化ガイド
ライン Ver. 2.01 および国際標準化機構．透析液水質管理基準より）

表2 「透析液水質基準と血液浄化器性能評価基準 2008」における測定頻度

	生菌数	ET 活性値
透析用水	基準値を厳守している場合は 3 カ月ごと，満たして いない場合は 1 カ月ごとに測定する	同左
標準透析液	毎月，少なくとも末端透析装置 2 基が試験され，各 装置が少なくとも年 1 回試験されるように装置を順 番に測定する	同左
超純水透析液	通常の透析に用いる場合（内部濾過促進型も含む）は 標準透析液と同じ	同左
透析液由来 オンライン補充液	・10^{-6}CFU/mL は測定不能であり，透析液は超純水 　透析液基準を担保する ・透析装置末端透析液およびオンライン補充液はシ 　ステムが安定するまで 2 週間ごと ・透析液製造社によってバリデートされたと判断さ 　れた後は毎月少なくとも末端透析装置 2 基が試験 　され，各装置が少なくとも年 1 回試験されるよう 　順番に測定する	システムが安定するまでは 2 週 間ごと，透析液製造社によって バリデートされたと判断された 後は毎月すべての末端装置およ び補充液を測定する

（日本透析医学会．透析液水質基準と血液浄化器性能評価基準 2008 より）

(2) オンライン補充液に関する要求事項

　① JSDT が定める透析液水質基準のオンライン補充液に関する要求事項に適合すること（表1，置換液用透析液要求事項を参照）.

　② 水質管理体制を整備すること（透析機器安全管理責任者は，自施設の透析装置のバリデーションを行う．表2 参照）.

　③ 水質基準を満たすこと.

　④ メーカーの指定に基づいた ETRF 交換と消毒を行うこと.

オンライン-HDF/HF 療法の管理と運用

(1) 透析液教育修練カリキュラム，機器操作教育修練カリキュラムを整備する.

(2) 透析液管理マニュアルを完備する（管理記録，測定記録を作成，診療録に準じて保管し，関係文書は作成の日から3年間または有効期間に加え1年間は保存しなければならない）

　① 透析機器および水処理装置の管理計画を立て，適切な保守管理を実施し報告書を管理保管する.

　② 医療スタッフへの適正使用のための研修会を開催する.

　③ 関連医療情報の一元管理と使用者への周知を徹底し，またアクシデント情報を管理者へ報告する.

(3) 機器メンテナンス後の注意

　据付作業または定期点検等による部品交換の直後は，作業時のコンタミネーションなどにより水質基準に適合しない可能性がある．水質が安定するまでは透析用水とコンソール機の供給液入り口については毎月1回，コンソール機の透析器入口については2週間に1回の間隔で ET と細菌数を測定する.

(4) 自施設環境に適する超純水化に向けた水質要求と管理目標の設定

　① 生物学的管理基準に加えて，原水（市水）と透析用水には化学物質汚染基準値が設けられており，適正な管理計画のもとに検査を行い，測定値を保管しなければならない．詳細は JACE 透析液清浄化ガイドライン Ver. 2.01 を参照していただきたい.

　② 今後主流となる生食レス自動化装置もオンライン補充液を用いていることから，本項の管理基準を厳守した運用が必須である.

　③ 自施設内設置の医療安全委員会では，上記事項を網羅した管理手法のもとに，JSDT 基準をクリアしたうえで，さらに JACE 基準をクリアできる水質の確保と管理を行っていただきたい.

〈米山 貢〉

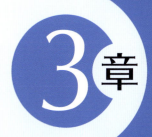

透析導入時の対応法
①血液透析開始時期の対応

Q19 血液透析のための透析アクセス（シャント）作成の目的と種類は？

血液透析のための透析アクセスは，バスキュラーアクセスとよばれる．

血液透析では，老廃物を含んだ体内の血液を取り出し，透析器（ダイアライザー）に通して浄化された血液を体内へと返すことになる．そのためには大量の血液（一般的には150～300 mL/分）を必要とするが，採血する時のように末梢の静脈から採取しようとしても，十分な血流量を確保することはできない．鼠径部などの中心静脈や末梢であっても動脈であれば，十分な血流量を確保することは可能であるが，透析のたびに何度も穿刺することは現実的に困難である．十分な血流量が確保できる血管に，より簡単にアクセスするために，バスキュラーアクセスの作成が必要である[1].

現在わが国では主に，①自己血管使用皮下動静脈瘻（いわゆる内シャント，arteriovenous fistula: AVF），②人工血管使用皮下動静脈瘻（いわゆるグラフト，arteriovenous graft: AVG），③動脈表在化，④長期植え込み型静脈カテーテルが，バスキュラーアクセスとして用いられている．

①AVF は，最もポピュラーな形態であり約90％を占めている．一般的には橈骨動脈と橈側皮静脈を前腕遠位部の皮下で吻合し作成される．もともとの静脈に大量の血流を導くことにより，穿刺が簡単であり，かつ血流量も十分確保できるため理想的なバスキュラーアクセスに最も近い．しかし，末梢の毛細血管床を経由しない血液が直接静脈に流れ込むことにより，相対的に静脈還流量が増加するため，心機能が低下した症例では作成が難しい．また，静脈が荒廃している患者でも作成が困難である．

②AVG は，AVF が作成可能な心機能をもつが，静脈が荒廃している患者などに適応がある．深部の動静脈間を人工血管でバイパスし，これを皮下に留置することで穿刺が簡単になる．自己血管とは異なり，血管の自己修復能がないため寿命が短く，また開存率も低い．さらに人工物を留置するため，感染に対して注意が必要である．わが国のバスキュラーアクセスに占める割合は，7～8％程度である．

③動脈表在化は，血管の状態は良好（特に静脈）であるが，心機能が AVF や AVG を作成することに耐えられない症例に作成されることが多い．主に肘部の上腕動脈を筋膜上に挙上し作成される．穿刺は比較的簡単であるが，動脈のため止血はやや困難であり，止血が不十分で皮下血腫ができると穿刺が困難となるため，止血には十分な注意が必要である．また，繰り返しの穿刺により動脈瘤ができることがあるため，穿刺位置は可能な限り毎回変えることが望ましい．さらに，表在化した動脈に問題がなくても，静脈の荒廃のために使用できなくなることもある．

④長期植え込み型静脈カテーテルは，AVF や AVG の造設不能例で，四肢の血管が荒廃している症例が適応となる．その他，高度の四肢拘縮や穿刺痛不耐，不意の体動などにより穿

表1		心機能・血管の状態とバスキュラーアクセスの形態	
		心機能	
		良好	不良
血管の状態	良好	AVF	動脈表在化
	不良	AVF または AVG	長期植え込み型静脈カテーテル

刺そのものが危険な症例や，透析中事故抜針などの可能性が高い症例，小児透析症例も適応となる．カテーテルの構造上，脱血不良となることがしばしばあり，時に閉塞してしまうことも珍しくない．また，カテーテルは人工物であり，感染にも注意が必要である．

　心機能・血管の状態とバスキュラーアクセスの形態について，表1にまとめた．

文献

1) 久木田和丘，大平整爾，天野 泉，他．（社）日本透析医学会バスキュラーアクセスガイドライン改訂・ワーキンググループ委員会．2011年版社団法人日本透析医学会　慢性血液透析用バスキュラーアクセスの作製および修復に関するガイドライン．透析会誌．2011; 44: 855-937.

〈中田純一郎〉

Q20 長続きできるシャント作成のテクニックは？

トラブルが少なく長続きするシャントを作成することは，日々の透析を円滑に行ううえで，患者にとっても医療スタッフにとっても大変重要である．内シャントの開存率についてはさまざまな報告があるが，メタ解析による1年間の一次開存率（インターベンション治療も含め，なんら救済処置を行わない状態で開存しているもの）は62％，2年間では51％と報告されており[1]，自験例でもそれぞれ64.0％，51.2％であった[2]．

シャント作成の際に最も重要なことは，吻合する血管と吻合部位の選択である．最も基本的かつ重要な所見は，視診や触診などの理学的所見であり，十分な時間をかけて行うことが肝要である．

血管の評価を行う前に，皮膚の状態（浮腫，発赤など）や肘関節の伸展などを含めた左右上肢全体の観察を行う．関節の拘縮が著明な場合は，血管が良好であっても穿刺が困難であることなどシャント作成には適さない場合もある．鎖骨下静脈から透析用カテーテルが留置されていたり，ペースメーカーや乳がん手術の既往があったりする場合には，シャントを作成すると，術後に静脈高血圧症を呈することがあるため，十分な病歴の聴取も重要である．

動脈についての評価は，触診が主となる．まず上腕動脈，橈骨動脈，尺骨動脈を触診し，動脈の拍動と壁の硬さ，石灰化の有無を確認する．動脈の拍動は体位により変化することがあるため，安静臥床で評価する．石灰化が強い場合，十分な血流があっても脈拍を触知することが困難であるが，その場合でもシャント作成が可能な場合はあるため，後述する超音波検査も併せて評価する．

静脈については，まずは駆血を行わずに，前腕の橈側皮静脈，尺側皮静脈，肘部の肘正中皮静脈，上腕の橈側皮静脈の視診・触診を行い，次に駆血して同様の視診・触診を行う．駆血を行わない場合には細い静脈でも，駆血を行うことで十分に拡張すれば，シャント作成には十分耐えられる．また，吻合を行う手関節部に太い静脈があっても，くり返す点滴などの影響で，途中で途絶していることがあるため，静脈の連続性を確認することが最も重要である．

このように，視診と触診が術前の評価としてきわめて有用であるが，近年では超音波検査が血管の客観的な評価法として注目され，普及してきている．血流量や血管径が測定可能であり，深部血管の情報も得られるため，肥満が強く触診での血管の評価が困難な症例などでは特に有用である．しかし，術者の技術により検査のクオリティが左右されることが難点である．検査目的を表1に示す．

超音波による動脈の評価は，肘部の上腕動脈から始めて，末梢へ向かって橈骨動脈と尺骨動脈の分岐部を確認し，前腕に向けて橈骨動脈と尺骨動脈を検査する．吻合を予定する部位で，動脈壁の性状や厚さ，石灰化の有無を確認する．シャント作成を成功するために必要な

| 表1 | 超音波検査の目的 |

- ・触診にて不明瞭な静脈のマッピング
- ・上腕の尺側皮静脈など，深部静脈の情報を得る
- ・吻合予定部位の血管径の測定
- ・血管壁(特に動脈壁)の厚さ，石灰化の有無の確認
- ・動脈血流量の測定

(久木田和丘，他．日透析医学会誌．2011; 44: 855-937
より引用)[3]

橈骨動脈径に関してはさまざまな研究があり，最小径は1.5～2.0 mmと報告されている[3]．少なくとも1.5 mm以上は必要であり，それ未満では成功率が低くなるため，中枢での作製を考慮すべきである．血流量は，吻合部で20～40 mL/分と一定しておらず，現段階では良好な指標はない．

静脈は，吻合予定部位から中枢へ向かい観察する．吻合予定部位では，駆血後の静脈径として1.6～2.5 mmが推奨されており，2.0 mmあれば作成は可能と考えられる．中枢へ向かい，連続性や分岐する血管を確認し，上腕橈側皮静脈，上腕尺側皮静脈まで観察する．肥満のある患者では静脈が深い位置を走行しているため，シャント作成が成功しても穿刺困難が予想されることがあるため，穿刺可能な部位も併せて確認する．

視診・触診の結果や超音波検査所見は，シャント作成の際，参考となるため，血管マッピングとして図示しておくと有用である．

📖 文 献

1) Al-Jaishi AA, Oliver MJ, Thomas SM, et al. Patency rates of the arteriovenous fistula for hemodialysis: a systematic review and meta-analysis. Am J Kidney Dis. 2014; 63: 464-78.
2) Nakata J, Io H, Watanabe T, et al. Relationship between preoperative ultrasonography findings and patency rate of vascular access. Nephrology. 2014; 19 Sup2, 101.(abstract)
3) 久木田和丘，大平整爾，天野 泉，他．(社)日本透析医学会バスキュラーアクセスガイドライン改訂・ワーキンググループ委員会．2011年版社団法人日本透析医学会　慢性血液透析用バスキュラーアクセスの作製および修復に関するガイドライン．透析会誌．2011; 44: 855-937.

〈中田純一郎〉

透析を始めた時から，「何か元気が出ず，少し落ち込んだ気分だ」と訴える患者に対する対応は？

「何か元気が出ず，少し落ち込んだ気分だ」と訴える患者が出た場合には，まず患者・家族の訴えを十分に聞き，医療ソーシャルワーカー（medical social worker: MSW）に相談することが大切である．MSW というのは，入院や通院に伴って起こるさまざまな悩みごとに対し，「透析患者の人権を守る社会福祉」の立場から援助するスタッフである．MSW は相談者が，自分の生活や人生をどうしたいと思っているのかよく聞き，生活上の不自由を解決するのを援助している．患者には，困ったこと，心配なこと，不安，わからないことなど，どんな小さなことでも MSW に話すように指導する．MSW と話をしても，落ち込んだ気分がもとに戻らない時は，担当医は心療内科や精神科（メンタルクリニック）の医師に相談し問題を解決する．

▍患者への心のサポート

透析療法を受けることにより，患者に不安，睡眠障害，うつ状態，錯乱・混乱状態，幻覚・妄想状態といった精神症状が現れることがある．また，精神症状はみられないものの，患者の背景に存在する問題もある．例えば，水分，体重，栄養，服薬などの自己管理を迫られる苦痛からくるストレス，家族・職場とのトラブル，経済的不安などである．さらには，長期入院の高齢の患者とその家族が抱える多くの問題と介護も，避けては通れない大きな問題である．こうした問題に対して私たち医療従事者は，精神的なサポートの必要性を痛感させられる．

サイコネフロロジー（精神腎臓学，腎臓精神医学）は，透析療法や腎移植に関連して生じた精神的・心理的諸問題を解決するためのコンサルテーション・リエゾン精神医学（相談・連携精神医学）であり，腎不全医療の総合的で包括的な医療をめざす領域である．リエゾンには「連絡」，「つなぎ」といった意味があり，患者の精神的・心理的問題に対しコンサルテーション（相談）や教育，指導を行い，問題を解決することが目的である．

患者を中心として，透析や腎移植を担当する医師（内科医，小児科医，泌尿器科医，外科医）と精神科医，心療内科医，看護師，医療ソーシャルワーカー（MSW），臨床工学技士からなるチーム医療が最も大切なことである．患者や家族が，透析スタッフになんでも相談できる環境づくりをめざすことが大切である．

▍透析うつ症

透析患者の精神疾患にはうつ病，基質的疾患による認知症，譫妄，酒などの薬物性障害，

3 透析導入時の対応法──① 血液透析開始時期の対応

統合失調症，人格異常などを認めるが，なかでもうつ病，うつ状態が最も多い．

　透析うつ症は発症頻度が非常に高く，実臨床でもしばしば認められる症状である．透析患者におけるうつの有病率は，用いた診断基準の違いや医師の対応の差異により，各国の発症頻度にばらつきがある．欧米の調査では23～37％であり，一方，一般では3％前後といわれているので，透析患者では実に約10倍の頻度になる．また，欧米では医師診断によるうつの有病率と，KDQOL-SF（腎疾患特異的QOL尺度）などの質問調査法を用いたうつの有病率は，どちらも約20％との報告がある[1]．しかし，わが国では医師診断によるうつの有病率は1.9％と極端に低い．一方，調査票〔CES-D（Center for Epidemiologic Studies Depression Scale）〕を用いたうつの分布をみてみると，CES-Dスコア10点以上をうつとした場合の有病率は40％であり，欧米の44％と大差はなかった[2]．つまり，わが国でも透析患者の主観的なうつ症状は非常に高頻度に認められるにもかかわらず，客観的には十分に診断されておらず，過小評価されている可能性が高い．

　さらに，治療の面でも問題がある．標準的な治療は抗うつ薬による治療であり[3]，欧米では医師診断によるうつの33.7％に抗うつ薬が処方されている．しかし本邦では，診断率が極端に低いうえに，抗うつ薬はその16.1％にしか処方されておらず，そのうえ処方量も標準量以下が多いと指摘されている．

　抗うつ薬の処方率は少ないが，反対にベンゾジアゼピンの処方率は高く，医師診断によるうつの32.3％（欧米では15.7％）に処方されている．ベンゾジアゼピンの単独処方は予後悪化因子の一つとされ，基本的には推奨されない治療法である[4]．

　米国では透析患者の14％に，主に不眠と不安に対してベンゾジアゼピンまたはω-受容体抑制薬が使用されており，それらは死亡の危険性を15％有意に上昇させた．喫煙者，COPD患者で使用率が高く，COPD患者では死亡リスクを67％も上昇させている．ベンゾジアゼピンと骨折には関連がなかったものの，ω-受容体抑制薬であるゾルピデム服用者は3.3倍骨折リスクを上昇させている[4]．本邦における透析うつ症の診断率・治療率の低さや，ベンゾジアゼピン単独使用率の高いことは改善が必要である．また，透析医と精神科・心療内科医，看護師，医療ソーシャルワーカー（MSW）の連携がいまだ十分機能していない可能性もあり，再考が必要のように思われる．

📖 文 献

1) Lopes AA, Brogg J, Yonug E, et al. Depression as a predictor of mortality and hospitalization among hemodialysis patients in the United States and Europe. Kidney Int. 2002; 62: 199-207.
2) Fukuhara S, Green J, Albert J, et al. Symptoms of depression, prescription of benzodiazepines, and the risk of death in hemodialysis patients in Japan. Kidney Int. 2006; 70: 1866-72.
3) Mann JJ, The medical management of depression. N Engl J Med. 2005; 353: 1819-34.
4) Winkelmayer WC, Mehta J, Wang PS. Benzodiazepine use and mortality of incident dialysis patients I the United States. Kidney Int. 2007; 72: 1388-93.

〈鈴木重伸〉

Q22　血液透析開始初期によくみられる症状は？　足のつれはどうして起こるの？　どうすれば治るの？

透析の初期にはさまざまな症状・合併症が認められる．例えば，低血圧（25〜55%），筋痙攣（5〜20%），悪心・嘔吐（5〜15%），頭痛（5%），痒み（5%），胸痛（2〜5%），背部痛（2〜5%）などがよくみられる症状である．これらの症状は複合的な要因によって出現することが多い．しかし，短時間での透析量が多いほど起こりやすく，急速な小分子量物質の除去や，大量除水による細胞内外の不均衡が大きく関与している可能性が高い．

不均衡症候群

血液透析の導入初期に，透析による脳神経細胞内外での溶質バランスの不均衡で脳圧亢進・脳浮腫が生じ，種々の程度の中枢神経症状を呈する．また，この不均衡は末梢各組織の体液コンパートメント間にも生じるため，中枢神経症状以外にも，脱力・倦怠感，不整脈，筋痙攣などの症状も認められる．これらの病態を総称して，不均衡症候群とよばれる．

一般に，症状は頭痛，悪心・嘔吐から痙攣，意識障害まで多様であり，その程度もさまざまである．重症例では昏睡から死に至ることもあるが，重篤な症例を診ることは非常に稀である．また，最近は軽症例を含め不均衡症候群が著明に減少している．減少の理由は，より早期に透析を導入するようになり，導入時は透析量を抑えた頻回透析がなされ，さらに水質管理の徹底や生体適合性の優れた透析膜・透析液が使用されるようになったためと考えられる．

発症機序，成因

透析により尿素などの小分子量物質が血中から急速に除去され，細胞内外での尿素濃度勾配が生じる．それに起因した浸透圧格差により細胞内への水分移動が促される[1]（reverse osmotic shift）．不均衡症候群の大部分はこの機序により説明可能との意見が多い．実際に動物実験では，腎不全ラットを透析して BUN を 200 mg/dL から 95 mg/dL にすると，脳組織の水分が6%増加する．ところが，透析時に尿素を補充してその低下を予防すると，脳浮腫は生じない．また，腎不全では尿素トランスポーターの減少と水チャネルの発現増加も示唆されている[2]．

それに対し，尿素は本来有効な浸透圧物質ではなく，十分な速度で細胞内外を移動するはずとの意見がある．脳組織中の尿素濃度は血漿濃度にほぼ平行して低下し，細胞内で何らかの浸透圧物質が産生されているとの見解もある[3]．また，透析で急速に細胞外液 pH が補正されると，細胞内液 pH は逆に低下する（paradoxical acidemia）．細胞内液 pH の低下が Na 移動を抑制し，細胞内浸透圧の上昇と浮腫を惹起するとの推測もあるが，具体的に証明されていない．

診断

　透析導入の初期，特に初回透析時の開始後早期に認めることが多い．しかし，透析中，透析後半のいずれでも生じうる．初期症状としては頭痛，悪心・嘔吐，失見当識，restlessness，振戦などがある．基本的には除外診断であり，痙攣や意識障害など重篤な場合は，低血糖や電解質異常の有無，脳波，CT，MRI などの検査により器質的疾患の鑑別が重要である．

　不均衡症候群の危険因子としては，高度の高窒素血症（BUN＞175 mg/dL），高度のアシドーシス，初回の透析，高齢・若年，脳神経疾患の既往，感染や血管炎など血管透過性亢進をきたす病態，肝性脳症や悪性高血圧など脳浮腫を呈する病態などがあげられる．このような因子の保有者では特に注意が必要である．

治療

　まず，予防が最も重要である．急速な尿素窒素の減少をきたさないように，透析量を十分に抑える．例えば，透析膜 1.2 m^{2}で血液流量 120 mL/分，2 時間の透析を連日 3〜4 日間施行する．また，適切な時期に透析を導入し，極度の高窒素血症やアシドーシスを予防することも大切である．前述の危険因子を有する場合は，特に慎重な透析開始が必要である．うっ血が強い場合は，ECUM で開始することも溶質濃度変化が少なく有用である．また，持続濾過透析や腹膜透析は緩徐な透析であり，ほとんど不均衡症候群を認めない．

　症状が出現した場合でも軽症であれば，基本的に数時間から 24 時間で自然寛解するものであり，経過観察のみで十分である．軽症であっても，筋痙攣は苦痛を伴うので早急な対応が望ましい．過除水による脱水，末梢循環不全であれば，生理食塩水を注入する．それ以外の場合は，Ca 製剤やジアゼパムの投与が有用である．また，漢方薬の芍薬甘草湯が筋痙攣発症後でも，発症前の予防投与でも有用であり，使いやすく便利である．

　万一，痙攣や意識障害など重篤な場合は，早急に透析治療を中止する．同時に病態に応じて対症療法を行いながら鑑別診断を進める必要がある．脳圧亢進や脳浮腫軽減あるいは症状の早期改善目的で，グリセリンやマンニトール，高調食塩水の投与がなされるが，欧米では推奨されていない．

文 献

1) Silver SM, DeSimone JA Jr, Smith DA, et al. Dialysis disequilibrium syndrome（DDS）in the rat: role of the "reverese urea effect". Kidney Int. 1992; 42: 161-6.
2) Trinh-Trang-Tan MM, Cartron JP, Bankir L, et al. Molecular basis for the dialysis disequilibrium syndrome: altered aquaporin and transporter expression in the brain. Nephrol Dial Transplant. 2005; 20: 1984-90.
3) Silver SM, Sterns RH, Halperin ML. Brain swelling after dialysis: old urea or new osmoles? Am J Kidney Dis. 1996; 28: 1-8.

〈鈴木重伸〉

4章

透析導入時の対応法
②血液透析に慣れてきた時期の対応

Q23 透析を長期間続けていくためのシャント管理とシャント狭窄の治療法は？

血液透析患者にとって良好なバスキュラーアクセス（vascular access: VA）を維持することは，長期生存を左右する重要な因子の一つである．2011年に日本透析医学会から慢性血液透析用バスキュラーアクセスの作製および修復に関するガイドラインが報告された[1]．適切な時期に適切な手術法にてVAを作製することが大切であり，VAを作製した後は，医療従事者はVAの観察と患者教育が大切となる．

また高齢者，糖尿病性腎症による導入の増加に伴い，VAの狭窄・閉塞などのトラブルも増加傾向にある．従来の外科的シャント修復術に加え，interventionalな手法の一つである経皮的血管形成術（percutaneous transluminal angioplasty: PTA）が導入され[2-6]，シャント修復術の選択肢が拡がった．PTAは外科的修復術に比べ，より侵襲が少なく外来反復施行も可能な点で優れるが，再狭窄が高頻度に出現する問題などは依然として残る．本稿ではVA狭窄の治療であるPTAを中心に述べてみたい．

Access failure の早期発見と診断

視診，触診，聴診などで透析ごとにVAの観察を行う．池田ら[7]はVAの機能等を客観的に評価するためにシャントトラブルスコアリングを用い良好な成績を得ていると報告している．定期的なエコー検査は，血流量の低下・狭窄病変に関して，access failureの診断のために有用である．狭窄病変が疑われれば，血管造影等も併用し，責任病変の存在部位とその程度も確認する．責任病変がどこに存在し，どの程度の狭窄率なのか，さらに中枢の中心静脈までの造影も必要となることがある．その他，multi slice CT（MSCT），MR-angiographyなどによる検討もされている．

PTA の適応と禁忌

PTAの適応としては，ほぼすべてのaccess failureが含まれると思われる．
① **血流の低下**: 脱血側穿刺部の末梢側，あるいは吻合部，動脈側の狭窄病変が原因となる．
② **静脈圧の上昇**: 特にarterio-venous graft（AVG）の場合，人工血管と静脈吻合部あるいはその中枢側の静脈の狭窄病変が原因となる．
③ **血栓による完全閉塞**: 吻合部からシャント血管の狭窄病変までの間に出現しやすいが，血管造影あるいは触診にて閉塞部位が短い場合，ミルキングや血栓溶解療法とballoon angioplastyでも再開通が可能である．閉塞部位が長い範囲の場合（血栓形成の範囲が長い場合や人工血管の完全閉塞の場合）は，肺塞栓症などの重篤な合併症の危険もあり，経

皮的血栓除去術あるいは経皮的血栓溶解療法を施行し，責任病変に対し balloon angio-plasty などを施行する．

④ **静脈高血圧症**: 腫脹している範囲と側幅血行路の増殖でその責任病変の推測は可能である．特に上肢全体が腫脹し，頸部などの側副血行路の発達は鎖骨下静脈，腕頭静脈などの深部静脈の狭窄・閉塞が原因となり，balloon angioplasty や stent 留置術が必要である．

PTA の禁忌は少ないが，steal 症候群は絶対的非適応であり，病変部位の感染症なども適応とならないことがある．

PTA の種類

PTA は使用するカテーテルの機能により，
① バルーンによる血管形成術（balloon angioplasty, peripheral cutting balloon: PCB）
② 薬理学-機械的血栓溶解療法（pharmaco-mechanical thrombolysis）
③ 血栓除去療法（mechanical thrombectomy）
④ ステント留置（stent replacement）
などがある．

PTA の実際

arterio-venous fistulae（AVF）による VA の場合には，主に病変の中枢のシャント血管より，また AVG による VA の場合，静脈吻合部付近や中枢の静脈に病変が出現しやすいため，人工血管の動脈側よりアプローチすることが多い．シースのサイズは使用デバイスの種類にて決定し，できるだけ短い short sheath を用いている．その後，30 単位/kg 体重のヘパリンを投与し，全身のヘパリン化を行う．PTA の時間が 2 時間以上かかるような時は，ヘパリンの追加投与を行う．

バルーンカテーテルの挿入に先立って，病変部をガイドワイヤーで通過しておく必要があり，ガイドワイヤーの病変部通過が PTA 全体の手技の成否を左右するといっても過言ではない．VA は屈曲蛇行，内腔の不整，側副血行路の発達などガイドワイヤーの通過が非常に困難な場合がある．病変の状況に応じて，0.014～0.035 インチのガイドワイヤーを使い分けている．ガイドワイヤー単独では，病変を通過させることが困難な症例の場合，その場合 0.038 インチの infusion wire などを併用し，病変の通過性を高めている．いずれの場合もガイドワイヤーの方向を操作できるトルクデバイスの使用が有用である．

次にバルーンの挿入になるが，バルーンカテーテルにはその素材などの違いから，①バルーンにかける圧の違いで径の変化する compliant balloon，②圧で径が変化しない non-compliant balloon，③圧の変化で若干の径変化のある semi-compliant balloon の 3 種類がある．バルーン径は病変にあったさまざまなサイズがあり，バルーン長は 2 cm あるいは 4 cm のものが主流である．バルーンの選択方法としては，原則として non-compliant balloon を使

用することが一般的である．またバルーン径は病変の程度（狭窄率）と長さ，また隣接する正常血管径などを考慮して使用する．

次に具体的なバルーンカテーテルの操作方法として，バルーンの位置は血管造影で認められた狭窄の位置に合わせ，病変の長さがバルーンより短い場合は，病変の中心とバルーンの中心が重なる位置で拡張する．病変がバルーンより長い場合は，シース挿入部よりより遠い病変より拡張し，近位部に向かって拡張するようにする．バルーンの加圧は，バルーンの拡張状況をみながら徐々に上げていく．原則としてバルーンにくびれ（indentation）がなくなるまで加圧し，indentation が消失した圧より1〜2気圧程度高い圧まで加圧し，そのまま1〜2分維持する．高耐圧バルーンを使用しても indentation が解除できない場合，バルーンのサイズダウン，PCB の適応となる．

PTA による合併症としては，ガイドワイヤーでの血管穿破，バルーンカテーテルでの拡張後の血管の rupture，あるいは止血困難，血腫，瘤の形成などがあげられる．著者らの経験では外科的処置を必要とした症例は，過去約3,000例のうち数例のみであった．

治療成績と最近の話題

これまでの報告[6, 8-11]によると，初期成功率は88〜98％で，内シャント別にみると，AVF の一次開存率は6カ月で47〜65％，1年で16〜62％とされている．また二次開存率は6カ月で82〜100％，1年で58〜100％とされている．一方，人工血管による AVG の一次開存率は6カ月で27〜63％，1年で10〜40％とされている．また二次開存率は6カ月で45〜94％，1年で15〜83％とされており，報告者によりかなりの差が出ている．これは患者症例数の問題，完全閉塞を含むか否か，外科的処置（内シャントの再造設）への移行の判断，再狭窄の定義つまり再PTAの施行時期の相違など多くの因子が関係していると思われる．Rodrigues ら[12]は，250回以上の急性の血栓症によるシャント閉塞に対し，経皮的血栓除去療法を施行し，90％近くの初期成功率を収め，1年後の二次開存率は80％以上の良好な結果を得，特に重大な合併症の出現は認めなかったと報告している．また我々は血管造影の他に，PTA 施行前後において血管内超音波検査を併用し，PTA の前後で血管内腔，血管の断面を定量的に評価し，また plaque の組成，断裂などの定性的評価も行い報告した[13]．その他我々は静脈高血圧症の患者で，両側腕頭静脈狭窄症に対し PTA が奏効した症例を報告し[14]，狭窄部位が血管造影でははっきりしなかった静脈高血圧症の症例に pressure wire™ を使用しPTAが著効した症例を報告した[15]．

PTA の問題点と今後

透析患者の VA の確保は患者の生命予後まで関与する．今後，我々医療従事者は VA の観察と患者教育を再確認し，access failure に対し，経皮的処置と観血的処置の両者の特徴を踏まえ，どの選択が患者に対し better なのかを確立させていかなければならないと思われる．

文 献

1) 2011年版社団法人日本透析医学会「慢性血液透析用バスキュラーアクセスの作製および修復に関するガイドライン」. 透析会誌. 2011; 44: 855-937.

2) Gordon DH, Glanz S, Butt KM, et al. Treatment of stenotic lesions in dialysis access fistulas and shunts by transluminal angioplasty. Radiology. 1982; 143: 53-8.

3) Saeed M, Newman GE, McCann RL, et al. Stenosis in dialysis fistulas: treatment with percutaneous angioplasty. Radiology. 1987; 164: 693-7.

4) Glanz S, Gordon D, Butt KMH, et al. The role of percutaneous angioplasty in the management of chronic hemodialysis fistulas. Ann Surg. 1987; 206: 777-81.

5) Safa AA, Valji K, Roberts AC, et al. Detection and treatment of dysfunctional hemodialysis access grafts: effect of a surveillance program on graft patency and the incidence of thrombosis. Radiology. 1996; 199: 653-7.

6) Beathard GA. Percutaneous transvenous angioplasty in the treatment of vascular access stenosis. Kidney Int. 1992; 42: 1390-7.

7) 池田 潔. インターベンション治療—適応範囲と新しい器材・技術の発展. 臨床透析. 2005; 21: 1607-11.

8) Schwartz CI, McBrayer CV, Sloan JH, et al. Thrombosed dialysis grafts: comparison of treatment with transluminal angioplasty and surgical revision. Radiology. 1995; 194: 337-41.

9) Kanterman RY, Vesely TM, Pilgram TK, et al. Dialysis access graft: anatomic location of venous stenosis and results of angioplasty. Radiology. 1995; 195: 135-9.

10) Rodrigues LT, Penglon J, Blanchier D, et al. Insufficient dialysis shunts: improved long-term patency rates with close hemodynamic monitoring, repeated percutaneous ballon angioplasty, and stent placement. Radiology. 1993; 187; 273-8.

11) Mori K, Fukuda H, Tagawa H, et al. Percutaneous transluminal angioplasty for venous stenosis of hemodialysis fistula: Indication and prognosis. Clin Exp Nephrol. 1997; 1: 284-7.

12) Rodrigues LT, Pengloan J, Rodrigue H, et al. Treatment of failed native arteriovenous fistulae for hemodialysis by interventional radiology. Kidney Int. 2000; 57; 1124-40.

13) Higuchi T, Okuda N, Aoki K, et al. Intravascular ultrasound imaging before and after angioplasty for stenosis of arteriovenous fistulas in hemodialysis patients. Nephrol Dial Transplant. 2001; 6: 151-5.

14) 樋口輝美, 水野真理, 高崎智也, 他. 両側腕頭静脈狭窄症に対し経皮的血管形成術が奏功した1例. 透析会誌. 2011; 44: 589-94.

15) 樋口輝美, 水野真理, 山﨑俊男, 他: 静脈狭窄症のPTAにおけるpressure wire[TM]の使用経験例. 透析会誌. 2012; 45: 487-93.

〈樋口輝美〉

Q24 遠赤外線療法の効果は？

赤外線は非可視の電磁波であり，可視光線よりも長い波長を有する．波長の違いに従って赤外線は，①近赤外線（波長: 0.8～1.5 μm），②中赤外線（1.5～5.6 μm），③超（遠）赤外線（far infrared: FIR，5.6～1,000 μm）に分類される．台湾において WS 社製の Far Infrared Therapy unit（図1）が 2000 年初頭に開発製造され，現在，台湾・中国・北欧中心に十数カ国で使用されている．

血液透析の血管アクセスの予後は，①凝固能の亢進，②血管内皮細胞の障害，③赤血球容積，④いくつかの遺伝子〔ヘムオキシゲナーゼ1（HO-1）など〕の多型などに影響されると推測されている．これら諸因子は薬剤または治療手段によって調節される可能性があり，最近の血管アクセス研究の焦点となっている．台湾からの研究報告により，超赤外線療法（Far Infrared Therapy: FIT）は直接の温熱的効果，および HO-1 発現を刺激して血管内皮の改善・増殖抑制，抗炎症作用などの非温熱的効果により，アクセス血流量を増大させ，アクセス開存率を改善させることが示されている（図2 および文献1を参照）[1]．

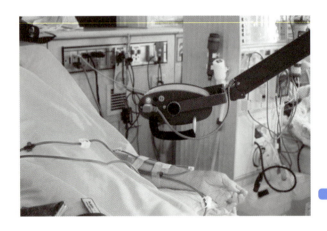

図1 WS 社製 Far Infrared Therapy Unit

臨床応用

FIR 療法は皮膚血流を改善するため外傷・糖尿病および末梢動脈疾患などに起因する皮膚の虚血性病変や壊死に使用されてきている．FIR 療法が血管内皮機能を改善することや，冠動脈疾患・心不全・不整脈の患者における内皮機能障害を減少させることを示唆する報告がある．

アクセス血流量と HD 患者の AVF 一次開存率を改善する FIR 療法

台湾からの先の報告[2]で，FIR 照射療法が1回の HD でこれを施行しない患者に比べてシャント血流量を漸増させることを示した．対照群との比較において，1年間 FIR 療法を受けた患者群では，①AVF 機能不全率は低く（12.5% vs 30.1%），②アクセス血流量の漸増量は高く，③一次開存率で優れていた（85.9% vs 67.6%）．

FIR 療法の作用機序

短期の温熱効果および長期の非温熱効果がアクセス血流量を増加させるものであり，2つの効果は相加的に作用すると考えられている（図2および文献1を参照）[1]．FIR の短期温熱効果は脈管の拡張とアクセス血流量の増加を惹起する．皮下 10 mm において温度は 4℃ 上昇する．皮膚から 20 cm 離れた箇所からの 30～60 分照射により，皮膚温は漸増して 38～39℃ のプラトーに達する．非温熱効果については，動物実験および臨床研究で FIR が内皮機能を改善する可能性が示唆されている．皮膚血流量の増加が L-アルギニン/NO 回路に関連していることを示唆する報告やサウナ療法が有意に血管内皮機能を改善し，その結果冠動脈疾患リスクのある患者において上腕動脈の血流依存性血管拡張反応が 4% から 5.8% へ増加したことを示す報告などが散見されている．さらに，FIR の非温熱効果として，新生内膜過形成の

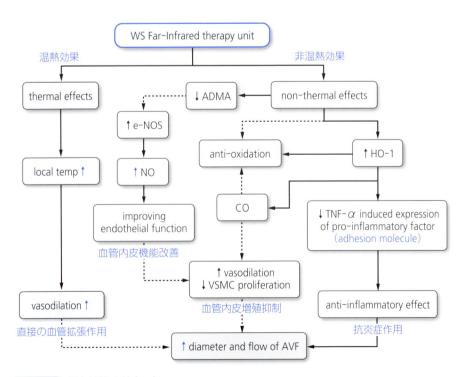

図2 超赤外線療法（FIT）
FIR 遠赤外線療法はシャント機能不全を予防し，シャント機能を改善する．

抑制ならびに酸化ストレスの減少がある．非侵襲性赤外線レザー療法が血管平滑筋細胞の増殖を抑制することにより，ウサギの FIR 後の新生内膜過形成を抑制することを見出した報告や2週間の連日 FIR ドライサウナ療法を 45 分間受けた患者では 8-epi-prostaglandin（酸化ストレスの指標）の尿中レベルが低下することを示した報告もある．FIR が NF-E2-related factor-2（Nrf2）に依存する HO-1 発現を刺激し，同時に TNF-α が誘導する接着分子の発現を抑制することが報告され，HO-1 の高発現が FIR 療法における血管内皮細胞の抗増殖および抗炎症効果を説明するものであろうと考えられている[3]．

📖 文 献

1) 大平整爾, 加藤明彦. 特集バスキュラーアクセスの進歩と課題, Ⅳ内膜肥厚への対応　(2)超赤外線照射. 臨床透析. 2009; 25(8).
2) Lin CC, Chang CF, Lai MY, et al. Far-infrared therapy: a novel treatment to improve access blood flow and unassisted patency of arteriovenous fistula in hemodialysis patients. J Am Soc Nephrol. 2007; 18: 985-92.
3) Lin CC, Liu XM, Peyton K, et al. Far infrared therapy inhibits vascular endothelial inflammation via the induction of heme oxygenase-1. Arterioscler Thromb Vasc Biol. 2008; 28: 739-45.

〈井尾浩章〉

Q25 透析によって起こる合併症と予防は？

透析による合併症は，透析治療中に起こる一過性のものから長期透析によるものまで多岐にわたる（表1）．本稿では，そのなかの主要な合併症とその予防について述べる．

循環器（心臓・血管）疾患

透析患者の死因の約半分を占める．心・脳血管疾患の危険因子に関して表2に示す．

心臓に負担をかけないことは，透析患者の生命予後にとって大変重要であり，"元気で長生きする"ための秘訣の一つといえる．動脈硬化や高血圧を予防し，体内に余分な水分をためず，心臓や肺への負担をかけないためには体重の管理が最も重要である．

高血圧

透析患者にみられる高血圧のほとんどは，水分と食塩（塩分）のとりすぎが原因である．そのため，ドライウエイト（DW; 適正体重）を下げることで高血圧の症状が解消することも多い．DW とは，心臓の大きさや血圧などの目安から体内の水分量が約60%になる本当の

表1 透析合併症（主に10年以上の透析歴を有する患者に起こる）

- 血管系合併症: 心不全，虚血性心疾患，高血圧，低血圧，不整脈，脳梗塞，脳出血，シャント不全，PAD
- 感染症
- 栄養障害
- 動脈硬化
- 腎性貧血
- CKD－MBD: カルシウム・リン代謝異常，副甲状腺機能亢進症，透析性アミロイドーシス，手根管症候群
- 悪性腫瘍: 後天性腎嚢胞
- 皮膚瘙痒症
- 認知症
- 性機能障害
- 便秘症
- 出血傾向: 消化管出血，皮下出血
- 不眠症
- レストレスレッグ症候群
- 抑うつ状態

表2 透析患者における脳・心血管疾患の危険因子

- 患者因子
  年齢，性別（男性），高血圧，糖尿病，脂質代謝異常，低左心機能，心房細動，喫煙，家族歴，閉経

- CKD に特有な因子
  蛋白尿，容量負荷，尿毒素，貧血，CKD-MBD，ホモシステイン血症，酸化ストレス，NO（nitric oxide）代謝異常，血管内皮機能異常，低栄養，慢性炎症

- 透析療法に関連する因子
  不十分な尿毒素除去，体液過剰，透析低血圧，抗凝固剤，不十分な透析液清浄化，生体適合性，rhEPO 製剤

（適正な）体重のことである．高血圧が持続すると心臓に負担がかかり，動脈硬化が進んで心筋梗塞や脳出血などの危険性が増加する．高血圧時に注意すべき点は，血圧測定，食塩（塩分）・体重（水分）の管理，降圧薬の正しい服用である．

心不全

心不全は，透析患者の死因の第1位でありきわめて重要な合併症である．

心不全には，急性心筋梗塞，高カリウム（K）血症，過剰な体重増加による急激な心臓のポンプ機能の低下または心停止を起こす急性心不全と，もともと心臓の疾患がある患者や原疾患が糖尿病である患者や高齢者では，毎回の透析時の体重管理が不良であり，長びく高血圧状態により徐々に心機能低下をきたす慢性心不全がある．

特に長期透析患者では，保存期よりの長年の高血圧，貧血，冠動脈の硬化・石灰化，動静脈シャントの心負荷，酸化ストレスの増大で心筋障害を生じ，そのために透析心という慢性心不全に陥る状態がある．透析心の原因は不明であるが，心筋症患者では心筋の線維化が認められていて持続性の低血圧を認めることが多い．治療には，少量のβブロッカーを使用し心機能の改善・CTRの縮小を図る．予防では，第一に定期的な心疾患の有無の確認と心機能検査が重要である．

心機能になんら問題がなければ，適正なドライウエイト（DW）設定のもと，毎回の透析時の体液量の管理が最も重要である．中2日ではDWの5％，中1日ではDWの3％以内の体重増加が推奨される．DWを0.9 kg減量すれば，収縮期血圧／拡張期血圧は6.9/3.1 mmHg低下させることができる．DW減量で降圧薬への感受性も亢進するとの報告もある．

体液量の増加には，塩分の摂取量が最も関連する．1日の塩分摂取量は6 g以下が推奨されている．塩に代わる調味料の工夫が必要である．

高血圧の状態が長く続くと心肥大を生じるので，血圧管理は重要である．

高血圧の機序は，体液依存型が約85％を占める．その他にはレニン-アンジオテンシン系活性化，交感神経系活性化，エリスロポエチン製剤の関与がある．原因に応じた対処方法を選択する必要がある．

不整脈

不整脈は突然死を引き起こす危険性がある．予防として大切なことは，体重（水分）の管理と食事療法などによるカリウム（K）・カルシウム（Ca）・リン（P）の管理である．時に抗不整脈薬を投与するが，透析を行っていると副作用が出やすいこともあるので，十分な注意が必要である．

狭心症・心筋梗塞

心臓に酸素や栄養分を送っている冠状動脈の異常により，心筋への血液供給が低下し，胸痛などを引き起こす．血液供給が低下するということは，酸素が十分に運ばれていないことを意味している．冠状動脈硬化や貧血，透析中の血圧低下などは，酸素の運搬能を低下させる．このように，透析患者では心筋における酸素の需要と供給のバランスを崩しやすい環境

にあるといえる．胸痛発作は透析中に出現することが多く，特に透析前の体重（体内の余分な水分）が最も増加した時に起こりやすい傾向にある．

予防としては，体重（水分）管理や過激な運動の制限などのほか，危険因子としての喫煙・脂質異常症（高脂血症）・糖尿病・血清 Ca や P の管理（P 制限）も大変重要である．

感染症

感染症は透析患者の死因の第 2 位を占め，導入年死亡患者死亡の原因では第 1 位となっている．この場合の感染症は，肺炎・敗血症などの急性感染症である．原因としては，免疫力の低下，透析によるサイトカイン産生亢進，補体活性化に伴う抗体産生抑制，栄養障害が考えられる．

しかし，近年は透析患者の慢性感染症が注目されている．慢性炎症の要因としては，古くから透析液の細菌学的な汚染，透析膜を介しての生体への微弱な炎症のくり返しがあげられてきた．透析患者の 10〜30％は，中等度以上の低栄養状態といわれている．栄養障害と炎症の共存関係は malnutrition-inflammation complex syndrome（MICS）とよばれ，栄養障害と炎症，粥状動脈硬化を同時に合併する透析患者が多い．この状態を malnutrition-inflammation-atherosclerosis（MIA）syndrome ととらえることが提唱されている．透析患者の低栄養状態の呼称と診断基準が国際腎疾患栄養代謝学会，国際腎臓学会より提唱され，呼称は protein-energy wasting（PEW）が提唱されている．表3 に診断基準を示す．表3 に示すように，PEW は 4 つのクライテリアより判定される．透析患者の栄養障害は，生命予後と密接な関連がある．

予防はまず食事療法であるが，適正な蛋白質摂取と炭水化物の摂取増加があげられる．他に，合併症の治療と体液・電解質異常やアシドーシスの改善がある．また，生体適合性のよい透析膜ダイアライザーの使用と透析液清浄化などがある．

表3　透析患者における PEW の診断基準

1. 血液生化学（下記のうちどれか 1 つ）
   血清アルブミン＜3.8 g/dL
   血清トランスサイレチン＜30 mg/dL
   血清総コレステロール＜100 mg/dL

2. Body mass（下記のうちどれか 1 つ）
   BMI＜18.5（ただし欧米人では＜23）
   非意図的体重減少: 3 カ月間に 5%，6 カ月間に 10%
   　以上
   体脂肪率＜10%

3. 筋肉量（下記のうちどれか 1 つ）
   筋肉消耗度: 2 カ月間で 5%，6 カ月間で 10%以上の
   　低下
   クレアチニン産生度: 2 カ月間で 5%，6 カ月間で
   　10%以上の低下
   上腕二頭筋面積: 健常者の平均より 10%以上低値

4. 食事摂取量（下記のうちどれか 1 つ）
   非意図的低蛋白質摂取: 少なくても 2 カ月間 0.8 g/
   　kg/日未満
   非意図的低エネルギー摂取: 少なくても 2 カ月間 25
   　kcal/kg/日未満

〔中尾俊之，他．腎と透析．2011. 70（増刊号）〕

腎性貧血

慢性腎不全になると，腎臓で作られる造血ホルモンであるエリスロポエチンが少なくなり，骨髄で十分な血液が作られなくなるため腎性貧血（renal anemia）が起こる．貧血になると酸素を十分に運ぶことができないため，少しきつい労働をするだけですぐに息苦しくなったり，心臓にも負担がかかるようになる．これまで，腎性貧血の治療には輸血に頼ることが多かったが，エリスロポエチン製剤（エポジン®，エスポー®，ミルセラ®，ネスプ®）が使用できるようになり，腎性貧血に対し輸血を行うことは減少した．このため輸血による肝炎ウイルスなどの感染の危険は激減し，透析患者にとって大きな福音となっている．

骨・関節障害

透析患者の骨や関節の障害は，主に血清PとCaの濃度異常が原因となる．透析療法を始めたころには目立った症状は出現しないが，長時間をかけてゆっくりと進行する．症状がないからといってP値の管理をおろそかにしていると，後で大変重篤な合併症を発症することになるので管理が重要である．

続発性副甲状腺機能亢進症

腎不全では食事でとったCaの体内への吸収が悪くなること，さらに血液中ではCa濃度が低下するとPの濃度が高くなりやすいことから，血液中のCaとP濃度は異常値を示すようになる．この状態が続くと，副甲状腺がPTHホルモンを大量に分泌し，血液中のCa値を補おうとして骨からカルシウムを溶かし出すので，骨がもろくなる．その結果，骨折を起こしやすくなる．これが続発性副甲状腺機能亢進症（secondary hyperparathyroidism）である．時に，骨以外の部位に病的な異所性石灰化を起こすことがある．動脈に石灰化が起こると，単純X線写真で四肢の動脈や腹部大動脈などに石灰化が認められる．さらに，関節周囲の腫瘤性石灰化や関節炎，関節周囲炎を起こし，関節痛や運動障害を引き起こす．

予防・治療としては，食事でPの管理をすることであるが，それでもP濃度が高い時は，P濃度を下げてCaを補う沈降炭酸カルシウムを食事中に服用する．また，Caの吸収を助ける活性型ビタミンD_3製剤（ワンアルファ®，アルファロール®，ロカルトロール®など）を内服することで血液中のCa濃度を保ち，副甲状腺ホルモン（PTH）が分泌過剰にならないようにする．そのほか，副甲状腺にアルコール（エタノール）を注入する方法や副甲状腺の一部を切除する外科的手術がある．

手根管症候群

透析療法が10年以上になる透析患者では，アミロイドとよばれる物質がさまざまな場所に沈着し，障害を起こすことがしばしば認められる．これを透析アミロイドーシスという．ア

ミロイドという物質は線維性の構造を示し，その主成分はβ_2-ミクログロブリン（分子量11,800）である．アミロイドが沈着しやすい部位は，主に骨・関節であり，なかでも手根管症候群（carpal tunnel syndrome）は，手首の手根管という部分に沈着したアミロイドが手根管のなかを通っている神経を圧迫するために起こる疾患である．症状は，手の筋力低下や手指のしびれや痛みなどである．症状を抑えるために非ステロイド性抗炎症薬（NSAIDs）や少量の副腎皮質ステロイドが処方されたり，重症では手術を行ったりするが，現在のところ根本的な治療法はない．血液中のβ_2-ミクログロブリンを積極的に取り除く方法として，ハイパフォーマンス膜を用いた血液透析，血液濾過，血液透析濾過がある．また，ダイアライザーの核につけることで，血液中のβ_2-ミクログロブリンを特異的（選択的）に吸着して取り除くカラム（リクセル®）という機材も開発され用いられている．

後天性腎嚢胞・悪性腫瘍

透析歴が長くなると腎臓に嚢胞ができ，嚢胞内出血や後腹膜腔への出血を起こしたり，腎癌を発症することがある．腹痛，背部痛，血尿（特に，肉眼的血尿）などの症状がある場合には，精査する必要がある．腎嚢胞がある患者には，腹部超音波検査やCTスキャンによる定期的な精密検査（年に1回程度：誕生月に行うと決めている医療施設もある）が必要である．

透析患者では，細胞性免疫能（抵抗力）の低下がみられやすく，透析歴が長くなるにつれて悪性腫瘍の発症頻度が高くなるといわれている．その発生部位は全身にわたっているので，十分な検査と経過観察が必要である．特に，胃癌，大腸癌，肝癌，膵癌，腎癌などの検査を忘れずに受けるように指導する．また男性では，前立腺癌，女性では乳癌と子宮癌の検診を受けることが重要である．これらの検査データによってなされた医師の指示にしたがって自己管理し，疑問があれば医療スタッフに質問するように指導する．

体のかゆみ（瘙痒感）

かゆみは透析患者に多くみられる合併症で，生命には直接影響を及ぼすことはないが，日常生活や精神面に影響を与える厄介な症状である．かゆみの原因は，十分に解明されていないが，汗腺の障害や皮膚の乾燥，Ca代謝異常などが関与しているといわれている．詳細は別項に譲る．

〈石黒千鶴〉

Q26 CKD-MBDってなあに？ 血清Ca×Pの意味するものは？

腎臓は，生体のミネラル調節システムにおいて，重要な役割を果たしている．その機能が低下する慢性腎臓病（chronic kidney disease: CKD）で生じるミネラル代謝，特にカルシウム（Ca）・リン（P）代謝は，骨や副甲状腺の異常のみならず，血管の石灰化を介して，生命予後に大きな影響を与えることが認識され，CKD-mineral and bone disorder（CKD-MBD；慢性腎臓病に伴う骨・ミネラル代謝異常）という新しい概念が提唱されている（図1）．またその病態形成について，近年FGF23（fibroblast growth factor 23）を組み込んだトレードオフ仮説が提唱されている．この仮説において，CKD-MBDはすでに保存期腎不全（CKDステージ4程度）より始まり，まず腎機能の低下によって単位ネフロンあたりのリン負荷量が増加する．血清リンの蓄積は骨でのFGF23を上昇させる．FGF23は近位尿細管においてリン再吸収を抑制し，リンの恒常性維持に働く．しかし，FGF23の過剰や腎での1α水酸化酵素の発現の低下は，活性型ビタミンDの産生を抑制する．腎での活性型ビタミンD産生の抑制により，食事により摂取されたカルシウムは体内に吸収されず，血中カルシウム濃度が低下する．これを調整しようと，副甲状腺ホルモン（PTH）の分泌が増加する．この状態を「二次性副甲状腺機能亢進症」とよぶ．PTHは骨から血液中にカルシウムを移動させる働きをもつため，PTHが増え続けると，骨のカルシウムが減少し，骨がもろくなり，骨折しやすくなる．さらに血中リン濃度の高値の継続，治療介入による高カルシウム血症などが持続すると，血中で過剰になったカルシウムとリンが血管壁の石灰化を引き起こす（図2）．すなわち透析患者において，Ca，P，副甲状腺ホルモン（PTH）といった測定値を適正に管理する

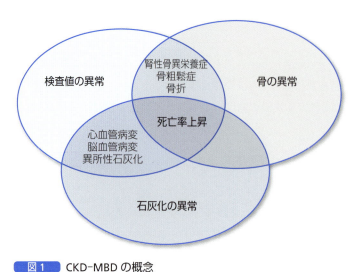

図1 CKD-MBDの概念
（深川ら，2014より加筆，変更）[1]

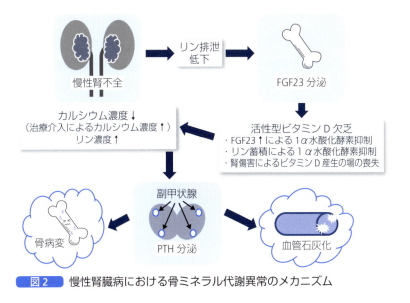

図2 慢性腎臓病における骨ミネラル代謝異常のメカニズム

ことが，血管石灰化を予防し，生命予後の改善につながるといえる．

　高リン血症は血管石灰化を促進する因子である．また，日本透析学会の統計では，正P正Ca群，正P低Ca群において死亡リスクが低下することが確認されている．すなわち血清P・Ca濃度を同時に管理目標値内に保つことで，生命予後が改善することが示唆されている．さらにPTHの値と生命予後はPやCaの値よりも関連が薄く，PTHの値にかかわらず，まずP/Caの値を管理目標内におくことを優先させることが望ましいとされている．日本透析医学会のガイドラインでは，血清リン（P）の管理目標は透析前で3.5〜6.0 mg/dL，血清カルシウム（Ca）の管理目標は8.4〜10.0 mg/dLとなっている．血清P・Ca管理をPTH管理

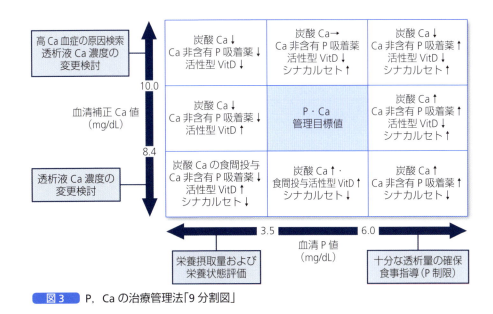

図3 P, Caの治療管理法「9分割図」

に優先させる方法として,「9分割図」が作成され,実際の臨床現場での治療決定に使用されている（図3）.血清Ca・Pの適正なバランスを把握するために,Ca×P積を用いることもある.血清Ca×P積の高値もまた高リン血症と共に血管石灰化の促進因子であり,55以下に保たれていることが望ましい.

文 献

1) 社団法人日本透析医学会. 慢性腎臓病に伴う骨・ミネラル代謝異常の診療ガイドライン. 日透析医学会誌. 2012; 45(別刷 4).
2) 横山啓太郎. CKD-MBD ガイドラインについて. In: 富野康日己, 成田一衛, 柏原直樹, 他編. Annual Review 腎臓 2013. 東京: 中外医学社; 2013. p.309-16.
3) 木村守次, 大崎時糸子, 藤井穂波, 他. 慢性腎臓病におけるカルシウム, リン代謝(CKD-MBD の概念). 臨床栄養. 2014; 124: 195-9.

〈発田陽子〉

透析療法でのヘパリン起因性血小板減少症（HIT）の原因と治療法は？

　近年，血液浄化や心臓カテーテル，心臓血管外科手術などに抗凝固薬としてヘパリンが頻用されるようになり効果を上げている．しかし一方で，ヘパリンの重篤な副作用であるヘパリン起因性血小板減少症（heparin-induced thrombocytopenia: HIT）が注目されるようになっている．HITは，非免疫学的機序によるⅠ型と免疫学的機序によるⅡ型に分類される．Ⅰ型 HIT は，ヘパリン開始1〜2日後に軽度の血小板減少が生じるが，臨床症状や血栓の合併はなく，ヘパリン投与の継続も可能であり血小板数は自然に回復する．これに対し，Ⅱ型 HIT は重篤な合併症を引き起こすヘパリンの副作用である．本稿では，Ⅱ型 HIT について HIT の名称で記載する．

　HIT の発症頻度はヘパリン使用患者の 0.5〜5％ であり，血液透析患者では透析導入期はバスキュラーアクセスカテーテルの使用も多くヘパリン曝露の機会が多いため，維持透析期に比べて HIT 発症率は高い．

　HIT の臨床症状として，血小板数がヘパリン投与開始4日以内に減少することは稀であり，一般に5日目以降（5〜14日）に減少（ヘパリン投与前値の 30〜50％ 以上の減少，または 10万/μL 以下）する．他に血小板を減少させる原因がない場合には，臨床的に HIT が疑われる．また，ヘパリン治療中に動静脈血栓症の新たな発生あるいは血栓の増悪がある場合は，血小板減少が上記数値に満たなくても HIT とみなして対応する必要がある．

　HIT 発症の原因は，ヘパリン依存性の自己抗体（HIT 抗体）の出現である．何らかの原因で血小板が活性化されると血小板 α 顆粒から血小板第4因子（PF4）が放出される．次いで，体内にヘパリンが投与されるとこの PF4 との複合体が形成され，これを新生抗原とみなして HIT 抗体が産生される．これらによる免疫複合体が血小板，さらには内皮細胞も活性化し，一連の免疫反応の促進とともにトロンビン産生も促進される．このようにトロンビンが過剰に産生されるのが HIT の特徴であり，「トロンビンの嵐」とも称されている．したがって，過剰に産生されたトロンビンをどのように処理するかが治療のポイントとなる[1,2]．

　現在は，血清学的診断において PF4-ヘパリン複合体を抗原とした酵素免疫測定法（ELISA）を用いて抗 PF4-ヘパリン抗体を測定するのが一般的であるが，ELISA 法では HIT 発症に関与するとされる IgG のみならず IgA，IgM も測定してしまうため疑陽性が多く特異度が低い．しかし，感度は高いので ELISA 法で陰性の場合には，ほぼ HIT を否定してよいと報告されている．HIT 抗体ができた患者がすべて HIT を発症するわけではないため，診断には血小板減少や血栓症などによる臨床的診断と HIT 抗体検査である血清学的診断を組み合わせて検討することが必要である．いずれか一方のみで診断した場合には，過剰診断を招く可能性がある．

臨床診断には，一般的に4T's スコアリングシステムを使うことが多い．これは，血小板減少の程度，血栓合併の有無，血小板減少までの日数，他に血小板を減少させる原因の有無の4項目をスコア化して発症の可能性をみるものである．しかしながら，透析の場合は症状が項目に合致しないことも多く，上記スコアリングの透析患者への使用には難点もみられた．そこで2012年に透析患者における HIT の診断の手順が報告された[3]．評価対象項目として，血小板数減少（15万／μL 以下または，低下率30％以上），血小板減少のタイミング（7～30日間），回路内凝結またはアクセス用シャント閉塞の有無と深部静脈血栓やアクセスカテーテル血栓を含む HIT 関連血栓の有無，ELISA の陽性，陰性の4項目で評価し，これにより透析 HIT のより的確な診断が可能となったと考えられる．

　HIT の治療では早期の対処が求められており，ヘパリンの中止と代替薬による抗凝固療法が必要である．ヘパリンを中止する場合，治療に用いられているヘパリン（低分子ヘパリンも含む）のみならず，動静脈ライン確保のための微量のヘパリン投与，ヘパリンロック，ヘパリンコーティングカテーテルなど，すべてでのヘパリン使用を中止する必要がある．代替薬の候補としてメシル酸ナファモスタット（nafamostat mesilate，フサン®）を使用して回路内凝血を回避できる症例も少なくないが，HIT に対する承認薬効はない．メシル酸ナファモスタット使用の場合はヘパリン中止効果にとどまり，HIT と診断された場合には HIT の治療もしくは抗凝固薬の代替薬としては適さないと考えられる．前述の通り HIT では血小板などの活性化によりトロンビンの産生が著しく亢進するため，トロンビンの抑制を目的に抗トロンビン作用の強い薬剤が適している．2011年5月には抗トロンビン薬であるアルガトロバン（argatroban hydrate，スロンノン®）が HITⅡ型，アンチトロンビンⅢ欠乏患者における血液透析などの血液体外循環時や経皮的冠インターベンション施行時の抗凝固治療として認められたため，このような場合にはアルガトロバンを使用すべきと考える．

　具体的なアルガトロバンの投与量は，HIT 患者の体外循環（血液透析）時の凝固防止の場合，体外循環開始時に 10 mg を回路内に投与し，開始後は維持量として 25 mg/時（7 μg/kg 体重/分）で開始する．凝固時間の評価には ACT（activated coagulation time）を使用することが多く，透析における血液体外循環の指標は150～180秒が目安とされている．凝固時間の延長のほか，回路内凝血（残血），透析効率および透析終了時の止血状況などを指標に増減する（5～40 mg/時）[4]．血小板数が回復した症例については，ワルファリン療法に切り替えることが可能であるとされているが，透析時の使用法については確立した報告はない．

　また，HIT の既往歴のある患者へのヘパリン再使用は原則的には禁忌とされているが，HIT 抗体は一過性の抗体でヘパリン中止後100日以内に陰性化する場合が多く，HIT 抗体陰性化後にヘパリンを再投与しても HIT を再燃しなかったという報告も増えてきている．しかし，HIT 既往患者におけるヘパリンの再投与に関しては，HIT を再燃したという報告もあり，今後さらなるエビデンスの集積が必要と思われる．

文 献

1) 厚生労働省. 重篤副作用疾患別対応マニュアル ヘパリン起因性血小板減少症(HIT). 平成22年3月.
2) 宮田茂樹.【血栓症治療ガイドライン up-to-date】その他(薬剤, 検査, 腎臓, 糖尿病等)ヘパリン起因性血小板減少症(heparin-induced thrombocytopenia: HIT)の治療と予防に関するエビデンスに基づく米国胸部専門医学会(ACCP)ガイドライン第9版. 血栓と循環. 2014; 22: 233-6.
3) 松尾武文. 透析患者のヘパリン起因性血小板減少症に対する酵素免疫測定法による抗PF4/ヘパリン複合体抗体(HIT抗体)測定の現状と問題点. 透析会誌. 2012; 45: 1117-24.
4) 小西康司, 他, 血液透析患者におけるヘパリン起因性血小板減少症(HIT). 日本アフェレシス学会雑誌. 2012; 31: 53-7.

〈高木美幸〉

Q28 透析患者の超音波検査による心機能の評価法は？ また透析患者の透析前・中・後の適切な血圧管理は？

腎機能の低下に伴い体液量管理が難しくなるため，心機能への影響は大きく，また腎不全によるカルシウム・リン代謝異常から生じる異所性石灰化は，全身の血管から冠動脈，さらに心臓弁膜までも重篤な石灰化をきたす．したがって，腎不全透析導入前からの心エコー検査をはじめとした定期的な評価が必須であり，早期に発見し積極的な治療を行うことが重要である．冠動脈造影（coronary angiography: CAG）にて有意狭窄がないと判断されても，心肥大が著明でかつ貧血状態にある透析患者では，わずかなヘマトクリット（Ht）値の低下でも相対的心筋虚血が誘発され，心収縮機能に影響を及ぼす．

慢性腎臓病患者に認められる心不全のうち，原因不明の心筋障害により心収縮機能または心拡張能の低下を示す状態を"尿毒症性心筋症（uremic cardiomyopathy）"と称する．尿毒症性心筋症は，主として心エコーにより心筋の形態や機能に異常があると評価された腎不全患者のうち，虚血性心疾患，心膜炎，心筋炎，不整脈，重症高血圧，高度の溢水状態などを除外されたものである．なお，心エコーは体液過剰のない状態で施行しないと心房，心室内腔径を過大評価してしまうこと，収縮・拡張能を過少評価してしまうことを念頭におくべきである．左室腔が拡張し収縮能が低下しているものを拡張型，左室肥大があるものを肥大型とする．後者は左室腔容積と左室壁の厚さにより，concentric hypertrophy，eccentric hypertrophy，asymmetric septal hypertrophy の 3 型に分類される．十分な透析や体液量の是正で改善することもあり，原因として何らかの尿毒素が関係しているものと推測されているが明らかではない．拡張型には血管拡張薬を用いて，肥大型には厳格な血圧コントロールを行うが，血管拡張薬（α遮断薬）の使用は避けるべきである．この場合の降圧薬には ACE 阻害薬（ACEI），アンジオテンシンⅡ受容体拮抗薬（ARB），Ca 拮抗薬，β遮断薬を用いる．エリスロポエチン製剤による貧血の改善，ACEI，ARB の使用はいずれの型においても有効である．

透析患者では虚血性心疾患，弁膜症（特に石灰化した高度な大動脈弁狭窄症）などの器質的な疾患が合併しやすく，さらに重要なことは透析導入後には動脈硬化が加速的に進展し，心不全の危険がさらに増加する（表1）．血液透析患者においては，以上の理由から透析時に体重の3〜5%以上の除水が思わぬ血圧低下を引き起こす可能性があることを留意しておかなくてはならない．特に CAG 検査，PCI 後で造影剤使用による高浸透圧性の容量負荷を考慮しての透析

表1 透析患者の心不全の原因
1. 不適切なドライウエイト
2. 透析間の体重増加過多(血液透析)
3. 過大シャント血流量(血液透析)
4. 貧血
5. 不整脈
6. 虚血性心疾患
7. 心臓弁膜症(大動脈弁狭窄症など)
8. 高血圧性心疾患
9. 心筋症(拡張型, 肥大型, 拘束型)
10. 心外膜炎
11. 心アミロイドーシス
12. カテコラミン心筋症(たこつぼ心筋)

表2 透析患者における降圧薬の選択に関するガイドライン

臨床状況	推奨される薬剤	絶対的または相対的禁忌
狭心症	β遮断薬，Ca拮抗薬	血管拡張薬
心筋梗塞後	内因性交感神経刺激作用（−） β遮断薬	
拡張障害を伴った 肥大型心筋症	β遮断薬，ジルチアゼム，ベラパミル	血管拡張薬，α遮断薬
徐脈，伝道障害， 徐脈頻脈症候群		β遮断薬，ラベタノール，ベラパミル， ジルチアゼム
心不全	ACEI，ARB，β遮断薬，Ca拮抗薬	
末梢血管障害	ACEI，ARB	β遮断薬
糖尿病		
喘息，COPD		β遮断薬
肝障害		ラベタノール，メチルドパ
EPO誘発性抗血圧	Ca拮抗薬	ACEI

(National Kidney Foundation. Am J Kidney Dis. 2002; 39: S1-266)[2]

は，検査当日の絶食（脱水），検査による緊張状態などにより血液透析中の血圧低下を認めやすく，十分な注意が必要である．使用した造影剤量（容量負荷），病変部位，心機能を考慮して検討すべきである．また安定していた透析患者が，あるときから急に透析中に血圧低下をきたしやすくなった場合には，虚血性心疾患を考えなければならない．

透析患者のドライウエイト（適正体重）設定には通常，血圧や胸部X-Pによる心胸郭比の測定が目安になる．また高度な僧帽弁逆流や不整脈がなければ，透析後の心房性ナトリウム利尿ペプチド（hANP）が参考になる．脳性利尿ペプチド（BNP）は心機能のスクリーニングに適している[1]．これも経過を追うことによりドライウエイトの一つの参考になる．透析患者におけるドライウエイト設定困難に伴う高血圧は降圧薬による管理が難しい．

適切なドライウエイトの設定にもかかわらず高血圧が持続する場合には，降圧薬の適応となる（表2）．K/DOQIのCVDガイドライン（guideline15）[2]では，併存している疾患がある場合には，それに応じた薬剤を選択する．併存疾患がない場合にはACEIまたはARBの投与から始めて，降圧目標に達しなかったらCa拮抗薬の追加，β遮断薬の追加と段階的に降圧薬を増やしていくアルゴリズムを推奨している．

文 献

1) 日本循環器学会．循環器病の診断と治療に関するガイドライン（2006-2007年度合同研究班報告）Ⅲ，腎機能障害を合併した心疾患の管理．Circulation Journal. 2008; 72, Suppl. Ⅳ: 1490-513.
2) National Kidney Foundation. K/DOQI clinical practice guidelines for chronic kidney disease: evaluation, classification, and stratification. Am J Kidney Dis. 2002; 39: S1-266.

〈井尾浩章〉

Q29 心胸比（心臓の大きさ）測定の意義は？　ドライウエイト（適正体重）はどのようにして決めるの？

胸部 X 線写真上の胸郭の横幅に対し心臓の横幅が占める割合を心胸比，あるいは心胸郭比（cardiothoracic ratio: CTR）という．CTR は，図1のように線を引き a＋b/c で表される．a，b は，中心の縦の線から左右の心嚢の端までの横幅を計測し a＋b とする．C は，左右胸郭の内側（横幅）を計測する．しかし，最近は多忙な臨床現場を反映してか図2のような簡易法で測定している．心胸比の大きい・小さいは，心臓の大きい・小さいとほぼ同じ意味をもっている．適正な CTR の基準値は，透析後の評価で男性では 50% 以下，女性では 55% 以下といわれている．

透析患者の場合，体内の水分量が多くなりすぎると心臓にもその水分がたまり，心臓は大きくなってしまう．心臓が本来より大きくなるので，CTR も大きくなる．CTR が大きくなっているということは，体内の水分が適正量を超えている，つまりその時の体重設定が正しい適正体重（ドライウエイト: DW）よりも水増しされている状態であることを意味している．

心胸比が大きいときの体重（間違った体重設定）＝正しい DW（本当の体重）＋余分な水分

DW を決める際に CTR が一つの目安にされるのは，このためである．現在の体重の設定が，正しい DW と合っているか否かを確かめるために，胸部 X 線写真を毎月撮って CTR を

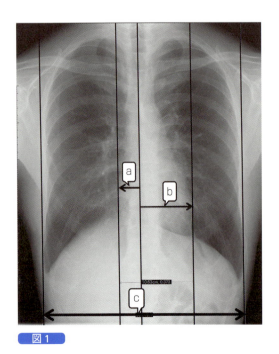

図1

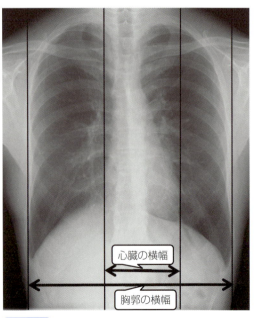

図2

測定している．CTR 以外にも肺うっ血の有無，胸水の有無も水が多すぎる状態か否かを知る目安となる．

胸部 X 線ではこれらを観察し，必要であれば DW を上げたり，下げたりしている．もし，体がやせて本当の体重が減っているのに DW を修正しないと，やせた体重の分だけ余分な水分が体にたまり，体内の水分量は約60％を超えていることになる．この間違った DW のままにしておくと，この余分な水分が体に負担をかけ，血圧が高くなったり，心臓の働きを弱める原因となり得る．健康な人でも食欲や体調（間違った体重設定）によって体重が変動するように，透析患者も「太った」「やせた」に合わせて DW を見直さなければならない．定期的に胸部 X 線写真を撮るのもそのためである．

ドライウエイト(適正体重: DW)はどのようにして決めるの？

透析患者では腎臓による体内水分量の調節機能が衰えているので，適正な水分量（体重の約60％）を維持することは非常に困難である．したがって，適正体重を決める目安として以下のものがあり，いろいろな角度から DW を推測している．

① 浮腫 (むくみ): 浮腫を認める場合は，DW が多すぎることが多い．稀ではあるが他に浮腫をきたす原因として，肝機能障害や心虚血，心筋症，心アミロイドーシスなどによる心機能障害，あるいは下肢の血流障害（末梢動脈疾患: PAD），甲状腺機能低下症などによることもあり鑑別が必要となる．

② 血圧: 透析患者における明らかな降圧目標は，いまだ明確にはされていないが，透析前で140/90 mmHg，全般的には 130/80 mmHg 程度を目指すのが一般的とされている．各個人や時期により血圧には差があるが，通常の血圧と比べて明らかに上昇を示す場合などは，DW が多すぎる可能性を考えなければならない．もちろん各個人の合併症により適正な血圧はさまざまであり，脳動脈瘤などの血管破裂による出血のリスクの高い合併症があれば，血圧は低めにコントロールすることが求められる．また，脳梗塞の急性期であれば降圧療法は慎重になるべきである．

③ 心拍数: 除水するにつれて 100 回/分以上の頻脈となる場合は，一般的には血管内脱水による頻脈であることが多い．しかし不整脈による頻脈の場合もあり，心拍が不整である場合や突発的である場合は，心電図で確認するのが望ましい．また，うっ血性心不全を合併している場合などは，50 回/分以下の徐脈を示す場合もあるため，除水により改善することもある．これらは，心電図や胸部 X 線検査，心臓超音波検査を合わせた慎重な判断が求められる．

④ 採血検査: 心房性ナトリウム利尿ホルモン（hANP）は，透析後の値で50〜100 pg/mL が適正であると言われている．しかし，心房細動などの心房性の不整脈で異常値をとりやすい．脳性ナトリウム利尿ペプチド（BNP）は，20 pg/mL 以下が目安となる．近年，BNPより鋭敏に心不全に反応すること，凍結保存する必要がないなどの検体の安定性の点からヒト脳性ナトリウム利尿ペプチド前駆体 N 端フラグメント（NT-proBNP）を使用することが多い．NT-proBNP については，一応 1,000 pg/mL 以下が正常とされている．

これらの値は各患者で数値にバラツキがあり，特に DW の決定には前回との値の差が参考となりやすい．

⑤ **胸部 X 線検査**: CTR, 肺うっ血, 胸水の有無, Kerley B line とよばれる肺の小葉間隔壁に水分がたまっている所見などが参考となる．

⑥ **心臓超音波検査**: 下大静脈の大きさや下大静脈の呼吸性変動の有無，弁膜症の逆流の有無，心嚢水の有無を目安とする．

〈草場 岳〉

日本透析医学会「慢性腎臓病患者における腎性貧血治療のガイドライン」の内容は？ KDIGOガイドラインとの違いは？

　2015年に日本透析医学会（JSDT）の腎性貧血治療に関するガイドライン（GL）が7年ぶりに改訂された．本稿は，2008年度版のガイドライン[1]および諸外国のGLと比較することでより今回の改訂されたGLの理解を深めることを期待した．しかし，諸外国のGLはあまりにも数が多く，しかも英語版で出ている．本稿は透析療法に関わるすべての人々が対象であり，GLの原文への参照が容易にできる日本腎臓学会/KDIGOガイドライン全訳版[2]を用い比較した．また，主に成人の血液透析（HD）患者について述べた．

　2015年度JSDT版ガイドラインの大きな特徴は4項目の重要臨床課題を絞り，具体的な臨床質問（クリニカル・クエスチョン：CQ）を作成し，回答をステートメントとしてまとめる方式を採用したことが，2008年度版およびKDIGO版GLと異なっている．

　表1に簡単な比較表を示す．腎性貧血治療開始基準Hb値に関しては，これまでに行われた多くの臨床研究においてHb 9.0 g/dL未満の患者死亡リスクは有意に高く，Hb 9.0～10.0 g/dLでも死亡リスクが高い傾向にあるため，すべてのGLで一致して複数回の検査によりHb 10.0 g/dL以下のときとしている．

　ESA製剤を中止する基準であるが，生命予後・心血管予後からはHb 12.0 g/dL以上を維持することを推奨する治験は乏しい．また，わが国で行われたJET studyではHb 12.0 g/dL以上では有意差はないが，死亡率が上昇する傾向があった[3]．欧米での数々の研究では，Hb 13.0 g/dL以上でイベントリスクの増加が報告されている．ただ，採血条件（時期）が欧米では週半ばであり，わが国では週はじめと異なっているので，今回のGLではHb 12.0 g/dL以上を推奨した．

　ESA製剤の投与法であるが，欧米のGLでは静注と皮下注の双方が推奨されているが，皮下注で赤芽球癆の多かったことや，新製剤DA（ダルベポエチン）とCERA（持続性EPO受容体活性化剤）の登場などで血液透析（HD）患者では静注を推奨した．

　ESA製剤の投与量であるが，欧米とわが国では承認用量が異なるため，JSDT2008年度版との違いだけを述べる．EPO製剤に関して変更はない．DAに関しては2008年度版ではEPOからの切り替えの場合のみの推奨が，今回EPO未使用時でも投与量を20 μg/週からとなった．CERAに関しては未発売のため2008年度版では記載がない．しかし，CERAの添付文書ではHD患者ではEPO未使用の場合，初回投与量50 μg/2週に1回，貧血の改善効果をみて1回25～250 μg/4週に1回に切り替えと記載されている．新GLでは，CERAの投与量に関する外国および国内の研究結果で，CERAの維持投与量は4週に1回投与が2週に1回投与より多かったとの報告に鑑み，添付文書の「4週に1回100または150 μg投与」より「2週に1回50または75 μg投与」が有効である可能性があることを指摘している．いずれの場合も貧血症状の程度，年齢などにより適宜増減する必要があり，最高投与量は1回250 μgに

| 表1 | 腎性貧血ガイドラインの比較 |

	JSDT	KDIGO	JSDT
発表年	2015	2012	2008
採血時期	週初め	週半ば	週初め
治療開始基準Hb値 （複数回検査）	10.0 g/dL 以下	9.0〜10.0 g/dL	10.0 g/dL 以下
目標Hb値	10.0〜12.0 g/dL	11.5 g/dL 超えないよう	10.0〜11.0 g/dL 若年者 11.0〜12.0 g/dL
上限Hb値	12.0 g/dL	13.0 g/dL	12.0 g/dL 若年者 13.0 g/dL
ESA製剤の投与法	静注	静注または皮下注	静注
ESA製剤の投与量	EPO: 1,500 U×3 回/週から開始 　　3,000 U×3 まで増量	EPO: 20〜50 IU/Kg/週3回	EPO: 1,500 U×3 回/週から 　　開始 　　3,000 U×3 まで増量
	DA（EPO 未使用時）: 20 μg/週 DA（EPO より切り替え）: EPO 量に応じ DA 15〜60 μg/週または 30〜120 μg/2 週　最高投与量 180 μg/1 回	DA: 0.75 μg/Kg/2 週	DA は EPO より切り替えで，それまでの投与量に応じ 10〜40 μg/1〜2 週
	CERA（EPO 未使用時）: 50 μg/2 週 CERA（EPO より切り替え）: 50 または 75 μg/2 週（100 または 750 μg/4 週）	CERA: 0.6 μg/Kg/2 週	CERA は未発売
鉄剤投与開始基準	ESA 製剤，Fe 剤未投与: 血清フェリチン 50 ng/dL 以下 十分な ESA 投与下で鉄利用率を低下させる病態がない場合， ①血清フェリチン 100 ng/mL 以下および TSAT 20%以下（推奨）， ②血清フェリチン 100 ng/mL 以下または TSAT 20%以下（提案）	血清フェリチン 500 ng/dL 以下および TSAT 30%以下	血清フェリチン 100 ng/mL 以下および TSAT 20%以下
鉄剤中止基準	経口・静注: フェリチン 300 ng/mL 以上，経口鉄剤では目標 Hb 値が維持できた時点	フェリチン値が一貫して 500 ng/mL 以上	少なくとも 3 カ月に 1 回は鉄の状態を評価し，鉄剤投与開始基準を満たした時のみ
鉄剤の投与法	経口もしくは静注（透析終了時） 　経口: 100〜200 mg/日 　静注: 40 mg/週 1 回を 13 回	静注	静注（透析終了時） 40〜50 mg/回を週 1 回 3 カ月または，毎透析に計 13 回

は変わりはない.

　次に鉄剤の投与開始基準である．まずは体内の鉄の状態を評価する検査は，2 つの異なった側面からの評価が必要である．それは，赤血球産生のもととなる貯蔵鉄の有無と鉄利用度の評価である[2]．3 つの GL ともに定期的（1〜3 カ月）にフェリチン値と TSAT 値（トラン

スフェリン飽和度 =Fe/TIBC×100）を測定し鉄状態を評価することを推奨している．具体的な値に関しては，日本の GL では，静脈鉄剤投与では鉄過剰症に陥る可能性を懸念し，2008年度版では血清フェリチン 100 ng/mL 以下<u>および</u> TSAT 20%以下としたが，今回の GL では 2008 年の GL を引き続き推奨し，さらに血清フェリチン 100 ng/mL 以下<u>または</u> TSAT 20%以下の基準も加えて提案された．今後さらなる検討が必要である．

鉄剤中止基準であるが，2008 年度版 GL では最低 3 カ月に 1 回評価し開始基準を満たした場合のみ継続投与としていた．KDIGO では日本と欧米の研究から予後を予測するフェリチンの上限値に関する研究はないが，フェリチン 500 ng/mL 以上では赤血球産生の反応性は低いことなどより，一貫して血清フェリチン 500 ng/mL 以上の時としている．今回の GL は，2012 年の JSDT の統計調査において，フェリチン 300 ng/mL 以上で ESAI（低反応性指数）は上昇傾向にあり[3]，鉄過剰の危険性を最小限にとどめるためフェリチン 300 ng/mL 以上となる鉄補充療法は推奨しないとした．

鉄剤の投与法，これまでの内外の GL では，経口投与では吸収低下，消化器症状，他剤との飲み合わせ不良，大腸がんリスクなどの問題が指摘され鉄剤は静注を推奨していたが，今回の GL では，静注では漫然とした投与で鉄過剰になりやすい，ショック症状の出現，systematic review で静注は経口投与より感染症のリスクが高くなるとの報告があり，また経口投与でも特に貯蔵鉄が少ない患者では貧血改善効果が認められていることなどより，経口もしくは静注にて投与を推奨した．

投与量であるが，経口は 100～200 mg/日．静注は 2008 年度版 GL では，静注 40 mg/1 回を毎透析時または週 1 回投与計 13 回（1 クール）であったが，今回の改訂で 40 mg を 1 または 2 週に 1 回計 13 回を 1 クールとした．

さらに，作成された具体的な臨床問題（CQ）のなかで，特に「CQ 5: 血栓症の既往歴のある CKD 患者の腎性貧血に ESA 製剤を使用する場合，抗凝固薬や抗血小板薬を併用すべきか？」「CQ 6: 担癌患者の腎性貧血治療に ESA は，使用すべきか？」などの項目は，発症の可能性について解説されており，ESA 製剤使用上の注意として注目され，ぜひ参照いただきたい．

今回の GL 改訂にあたって重要臨床課題のみならず，具体的な臨床上の問題点についても解説されており，日常臨床で GL の活用が容易となっている．

📖 文　献

1) 2008 年版日本透析医学会「慢性腎臓病患者における腎性貧血治療のガイドライン」．透析会誌．2008; 41: 661-716.
2) 日本腎臓学会/KDIGO ガイドライン全訳版作成ワーキンググループ．慢性腎臓病における貧血のための KDIGO 診療ガイドライン．東京: 東京医学社; 2013.
3) Hamano T, Fujii N, Yamamoto H, et al, Thresholds of iron marker for iron deficiency erythropoiesis. Finding of the Japanese nation-wide dialysis registry. Kidney Int Suppl (2011). 2015; 5: 23-32.

〈福井光峰〉

Q31 長時間作用型 ESA の効果は？ 鉄剤の併用は？

慢性腎臓病（CKD）患者では貧血が合併することが知られており，その成因として腎臓におけるエリスロポエチン（EPO）の産生低下があげられる．腎臓の EPO 産生細胞は，腎皮髄境界の近位尿細管周囲間質に存在している．CKD では腎血流量低下により酸素供給が低下するが，尿細管障害により酸素消費も低下するため局所の酸素分圧が比較的保たれ，EPO 産生刺激が不十分となる．その結果，末梢血 Hb の低下に見合った十分量の EPO が産生されないことによる腎性貧血が引き起こされる[1]．

1985 年に EPO 遺伝子のクローニングが成功し，遺伝子組換えヒト・エリスロポエチン製剤（rHuEPO）が開発されて英米で臨床治験が始まった．わが国でも 1990 年に慢性透析患者への適応が医療保険制度で承認され，1994 年には透析前腎不全患者への使用が可能となった．そのため貧血症状の改善をもたらすだけでなく，腎不全患者の QOL や生命予後の向上に大きく貢献した[2]．

rHuEPO の作用時間は短いため，特に保存期腎不全患者や CAPD 患者で十分な効果を得るには頻回の通院が必要であった．このような事情から半減期の長い新たに赤血球造血刺激因子製剤（ESA）として開発されたのが，ダルベポエチン（DA）とエポエチンベータペゴル（CERA）である．

2007 年，rHuEPO に新たに 2 個の N 結合型糖鎖を付加し，シアル酸基を 14 個から 22 個に増加させた DA が登場した（図1）．分子量は 30,400 から 37,100 へと増加し，血中半減期は約 3 倍に延長したため週 1 回または 2 週に 1 回への投与間隔の延長が可能となった[3]．

2011 年にはエポエチンベータにメトキシポリエチレングリコールを共有結合（PEG 化）させたエポエチンベータペゴルも発売された（図2）．分子量は，約 60,000 と EPO の 2 倍となったため血中半減期は 140 時間となった（表1）．これは DA に比べてもさらに長く，投与間隔

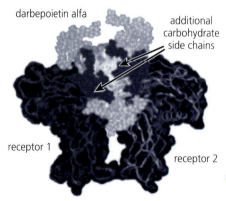

図1　ダルベポエチンアルファの分子構造
(Elliott S, et al. Nature. 2003; 21: 414-21)

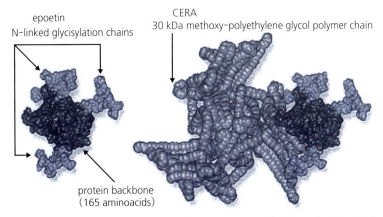

図2 エポエチンベータ(epoetin)とエポエチンベータペゴル(CERA)の分子構造
(Macdougall, et al. Lancet. 2006; 368: 947-53)

表1 ダルベポエチンアルファとエポエチンベータペゴルの相違点

	NESP	CERA
有効成分	ダルベポエチンアルファ	エポエチンベータペゴル
分子量(Da)	37,100	60,000
半減期: 静脈内投与	約25時間	約133時間
半減期: 皮下投与	約49時間	約137時間
rHuEPOとの構造の違い	N-結合型糖鎖付加部位を付加した変異体. rHuEPOの5カ所のアミノ酸残基を変更し, 分子中に新たに2本のN-結合型糖鎖を追加	PEG化蛋白質. 直鎖メトキシポリエチレングリコール(PEG)1分子がrHuEPOの1アミノ酸残基にアミド結合している

(杉野信博. rHuEPOの臨床応用. In: 平澤由平, 他編. エリスロポエチンのすべて. 東京: メディカルレビュー社; 2005. p.25-31)[2]

も4週に1回にまで延長が可能である.

このような長時間作用型ESAの登場により, 腎不全患者の通院状況に応じて細やかな貧血治療ができるようになった. また, 医療現場においては感染リスクおよび医療過誤リスクの低減が図れることが期待できる. さらには, 医療廃棄物の削減や医療従事者の業務負担の軽減に結びつくと思われる.

腎性貧血治療においてはESAだけでなく, 鉄動態の把握により効率的な貧血の改善が見込まれる. 絶対的な鉄欠乏状態に陥れば造血に利用されるべき鉄が不足し, 鉄欠乏性貧血となるため適切な鉄補充療法が必要となる. ただし, 鉄は過剰に存在すると慢性炎症・血管内皮障害・免疫不全など原因となり, 毒性を呈する懸念がある.

CKD症例では鉄剤投与により鉄過剰になりやすく, ESA投与を受けている症例では造血に鉄が利用されることから鉄欠乏となる可能性も高い. したがって, CKD症例では, 鉄剤投与の有無にかかわらず定期的な鉄の評価が必要である. 一般的には鉄欠乏・過剰の指標として血清フェリチン値とTSAT値(血清鉄/TIBC×100)が有用である. フェリチン50 ng/mL

未満で貧血を伴う CKD 症例では，まずは鉄補充を考慮する必要がある．また，フェリチン 250 ng/L 以上には鉄剤投与により意図的に増加させないことが勧められている[4]．

文 献

1) 鈴木隆浩. 腎性貧血の定義と CKD 患者の貧血の特徴. 腎と透析. 2015; 79: 31-6.
2) 杉野信博. rHuEPO の臨床応用. In: 平澤由平, 他編. エリスロポエチンのすべて. 東京: メディカルレビュー社; 2005. p.25-31.
3) 成瀬友彦. エポエチンベータペゴルの特性. In: 秋葉 隆, 他編. 透析療法ネクストXIV. 東京: 医学図書出版; 2012. p.27-33.
4) 貧血管理. In: 日本腎臓学会, 編. CKD 診療ガイド 2012. 東京: 東京医学社; 2012. p.79-81.

〈船曳和彦〉

ESA療法低反応性貧血の原因と治療は？

　ESA療法低反応性貧血の厳密な定義はなく，血液透析患者ではrHuEPO（エリスロポエチン）を，静注で1回3,000単位，週3回（9,000単位/週），ダルベポエチンでは静注で週1回60 mg（60 mg/週）を使用しても貧血改善効果が得られず，目標のHb値が到達できない場合としている．ESA低反応性は慢性腎不全患者の生命予後に大きく影響するため，その克服が重要である．原因としては，①赤血球の産生低下と②赤血球の喪失の2つに大別される（表1）．ESA療法低反応性の最大の原因は，絶対的あるいは機能的鉄欠乏状態である．ESA療法低反応性が疑われる場合は，まず鉄の評価のための検査を実施し，鉄欠乏の有無を確認する．慢性炎症や悪性腫瘍では，直接あるいは血中に増加するサイトカインによって相対的な鉄利用率が低下し，ESAの効果が十分に発揮されない．同様に赤血球造血に関連する葉酸やビタミンB_{12}の欠乏もESA治療の障害となる．赤血球造血の場である骨髄の疾患（骨髄線維症や多発性骨髄腫）や骨へのアミロイドーシスの沈着はESAの効果が発現の妨げとなる．副甲状腺ホルモンは，直接的作用として内因性のエリスロポエチンの産生を抑制するとともに，ヘム合成の阻害，赤血球寿命の短縮・溶血を介して貧血改善を阻害する．さらに間接的作用として骨髄の線維化を誘導し造血能を抑制する作用が指摘されている．L-カルニチンが不足すると，赤血球膜の安定性が低下し，血液透析の体外循環処理と相まって赤血球寿命が短縮することで貧血が発症しやすくなる．

表1　ESA抵抗性貧血の原因

① 赤血球の産生低下
- 鉄欠乏状態
- 慢性炎症
- 悪性腫瘍の合併
- 骨髄線維症，多発性骨髄腫
- 二次性副甲状腺機能亢進症
- 骨へのアルミニウム蓄積
- 透析関連の障害：透析不足，透析液の非清浄化，尿毒物質の貯留
- 低栄養状態：葉酸，ビタミンB_{12}欠乏，L-カルニチン不足，ビタミンC欠乏，ビタミンE欠乏，亜鉛欠乏，銅欠乏
- 骨髄抑制作用を有する薬剤の使用：ACE阻害剤，アンジオテンシンⅡ受容体ブロッカー

② 赤血球の喪失
- 出血
- 溶血：サラセミア，薬剤性（ペニシリン，セファロスポリン，キニジン，αメチルドパ）
- 脾機能亢進症
- ダイアライザー残血
- 抗EPO抗体の出現

治療はそれぞれの原因に即した治療が第一選択となる．原因が明らかでない場合は，透析液の浄化の向上を含めた透析条件の再検討（特に血液透析患者では，血液濾過透析への移行），栄養状態の見直し，特にビタミンや微量元素の欠乏の補充，貧血の原因となりうる併用薬の中止などを検討すべきである．

〈濱田千江子〉

Q33 経口 ESA の取り組みは？

　本邦の腎性貧血治療薬は，遺伝子組換えヒトエリスロポエチン（rHuEPO）が臨床応用され治療が大きく前進した．さらに，rHuEPO の糖鎖を改変し半減期を延長することで頻回投与を解決した新しい赤血球造血刺激製剤 NESP（novel erythropoiesis stimulating protein）であるダルベポエチン（darbepoietin alfa: DA），エポエチンベータペゴル（continuous erythropoietin receptor activator: CERA）が登場した．これらの ESA 製剤は，従来の rHuEPO に比して高力価の投与が可能となっており，ガイドラインの定める目標ヘモグロビン値を維持できる患者割合の増加に貢献している．しかしながら，さらなる 2 週間～2 カ月に 1 回の皮下あるいは静注による ESA の投与に関しての改善が期待されている．これまでの ESA 製剤は，造血ホルモンであるエリスロポエチン自体の投与であったが，近年エリスロポエチン産生を制御する上流の HIF（hypoxia inducible factor）の制御によって貧血を改善・管理する治療法が試みられている．通常状態では，HIF はプロリン水酸化酵素（PHD: proline hydroxylase）による水酸化と VHL（von Hippel-Lindau tumor suppressor protein）によってユビキチン化，プロテアソームによる分解されエリスロポエチン産生を誘導しないが，組織の酸素分圧が低下すると PHD や VHL が抑制され，HIF が活性状態を保ちエリスロポエチン合成・酸性を誘導する（図 1）．

　現在，新規経口低酸素誘発因子（HIF）安定化剤としては，6 つの製剤の臨床治験が進行中ある．その 1 つ FG-4592 は，CKD を合併した保存期糖尿病患者（145 例，74％ が 2 型糖

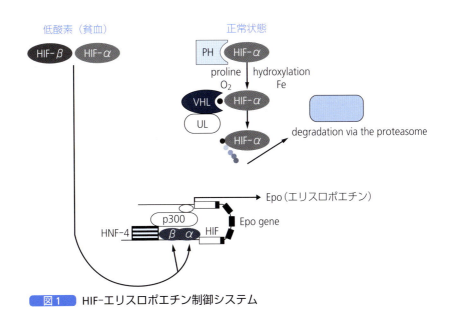

図1　HIF-エリスロポエチン制御システム

表1 臨床治験進行中の経口 ESA 製剤

製剤名	臨床治験対象	検討事項
AKB-6548	健常人	薬物動態
	保存期 CKD 患者(n=210)	第Ⅱ期: 忍容性, Hb 値改善効果
	血液透析患者(n=60)	第Ⅱ期: 忍容性, Hb 値改善効果
BAY85-3934	保存期 CKD 患者(n=120)	第Ⅱ期: 新規治療患者, 安全性, 投与量固定での有効性
	保存期 CKD 患者(n=120)	第Ⅱ期: 安全性, 有効性
	保存期 CKD 患者(n=240)	第Ⅱ期: ダルベポエチン切り替え, 長期投与の安全性と有効性
	血液透析患者(n=148)	第Ⅱ期: 安全性, 有効性
	血液透析患者(n=148)	第Ⅱ期: 安全性, 長期間有効性
DS-1093	男性健常人	第Ⅰ期: 安全性, 忍容性
	全 CKD 患者	薬物動態
FG-4592/ASP1517	6 つの保存期 CKD 患者を対象とした治験	第Ⅱ期および第Ⅲ期: 150〜2,600 例の患者で安全性・有効性・ESA との比較試験, 長期投与の観察研究
	4 つの透析(HD/PD)患者を対象とした治験	第Ⅲ期: 750〜1,425 例の患者で, 安全性・有効性・既存の ESA との比較試験, 心血管イベントへの効果を検証
GSK1278863	健常人	心筋脱分極への薬物動態
	保存期 CKD 患者	第Ⅱ期: 安全性・有効性
	3 つの透析(HD/PD)患者を対象とした治験	PD 患者での薬効動態 第Ⅱ期: 安全性・有効性, ESA 低反応性症例での効果
JTZ-951	血液透析患者	第Ⅰ期: 安全性, 忍容性, 薬効動態

尿病）の腎性貧血治療において，忍容性が良好でありヘモグロビン値を増加させ，ヘモグロビン値を維持することがオープンラベル第Ⅱ相試験のサブ解析で明らかになった．また FG-4592 は，内因性エリスロポイエチンを増加させ，鉄（Fe）の吸収/利用を増加させることも明らかにされた．

　現在，臨床治験が進行中の経口 ESA 製剤は表 1 の通りであり，早期の実用化が望まれるところである．

〈濱田千江子〉

Q34 透析患者におけるカルニチン測定と治療は？

カルニチンとは

　カルニチンは分子量 161 のアミノ酸誘導体であり，必須アミノ酸であるリジンとメチオニンから合成され，その大部分が骨格筋と心筋に存在している．ヒトの主なカルニチン源は，肉，魚，乳製品で，主に腸管で能動的に organic cation transporter（OCTN）の働きで吸収され[1]，腎機能が正常の場合，糸球体で濾過されるが，尿細管で再吸収され，その濃度は維持される．生体での作用は，細胞内で長鎖脂肪酸をミトコンドリア内に運び込むキャリアーとして働き，長鎖脂肪酸はカルニチンの存在によりミトコンドリア内膜の通過が可能となり，β 酸化，クエン酸回路と代謝を受け，ATP が産生される．一方，カルニチン欠乏症とは組織内のカルニチンの含有量が減少し，長鎖脂肪酸がエネルギー源として利用できなくなった病態である．透析患者は，食事摂取低下や透析でのカルニチンの除去，代謝の問題で，遊離カルニチンの欠乏と相対的なアシルカルニチンの蓄積が進行しカルニチンの代謝異常が進行するといわれている[2]．

カルニチンの測定方法と結果

　総カルニチン，遊離カルニチン，アシル化カルニチンの測定は酵素ラベリング法にて測定されている．我々の検討[3]では表 1 に示すように透析患者 113 名に内服開始前後でカルニチン濃度（総，遊離，アシル化）を測定した．レボカルニチン投与前の総カルニチン，遊離カルニチンは基準値より低く，アシル化カルニチンは基準値範囲だった．またアシル化/遊離カルニチンの比は非常な高値を認めた．投与開始 6 カ月後の内服患者のカルニチン濃度は前値の 5〜6 倍の値を認めたが，アシル化/遊離カルニチンの比はまだ高値を認めた．

表 1　血液透析患者のレボカルニチン内服前後のカルニチン濃度

	pre	6 months	p value
Total carnitine（μmol/L）	41.2±10.9	247.7±84.9	＜0.0001
Free carnitine（μmol/L）	26.3±7.7	159.8±53.4	＜0.0001
Acyl carnitine（μmol/L）	15.0±4.9	87.9±36.6	＜0.0001
Acyl/free carnitine	0.60±0.24	0.55±0.16	＜0.001

（樋口輝美，他．透析会誌．2014; 47: 119-27 より引用）[3]

透析患者へのカルニチンの有効性

　透析患者に対するレボカルニチンの有効性についての報告は多数存在する．異論のある論文もあるが下記のごとく報告されている．

腎性貧血への効果

　赤血球の安定性の維持として，ミトコンドリアを有しない赤血球においては，カルニチンは赤血球の基質貯蔵，膜脂質のターンオーバーや構築蛋白に関連していると考えられている．そのため赤血球の脆弱性が改善し，赤血球の寿命が延びることにより erythropoiesis stimulating agents（ESAs）の使用量の軽減につながる等の報告があるが[3-7]，異論のある論文もある[8,9]．カルニチンと腎性貧血については，歴史が古く，recombinant human erythropoietin（rHuEPO）が登場する前から報告があり，Trovato ら[4]は症例数は 13 名で，カルニチン内服群で placebo 群に比べ有意に貧血の改善効果を認めたと報告している．その後，rHuEPO が登場した後，種々の論文[3,5-8]でカルニチン投与により rHuEPO の減量あるいは rHuEPO 抵抗性貧血が改善したと報告している．また，我々[3]もレボカルニチン内服群が 113 名とし，比較的大規模な検討を行った．内服群の ESAs 使用量は試験開始 6 カ月後には有意な低下と非内服群との比較でも有意な低下を認めた．また erythropoiesis resistance index（ERI）は ESAs を rHuEPO で換算した ESAs doses/kg/g/dL/week を用い検討したが，内服群の ERI は開始 6 カ月後には有意な低値を認め，非内服群との比較でも有意な低値を認めた．

心機能への改善効果

　心筋細胞のエネルギー代謝は主として脂肪酸の酸化に依存しており，脂肪酸代謝にはカルニチンが必須であり，カルニチンの投与により心機能の改善が認められた報告があるが[10-13]，いずれの報告も症例数が少ない．我々[14]は，透析患者にレボカルニチンを投与し，心機能に及ぼす効果を，6 カ月間観察し得た 80 名の患者群で検討した．拡張障害の指標の E/A，E/e' は有意な差は認めなかったが，EF の改善と LVMI の低下を認め，この結果は上記の報告[10-13]と一致した．また，サブ解析で LVH の有無で検討したが，LVH がある患者群には EF の改善効果と LVMI の低下が認められ，LVH がない患者群においてはその改善効果は認められなかった．LVH の有無は患者の生命予後を規定する因子であると報告されており[15]，LVH の軽減（LVMI の低下）は心血管病変を含めた生存率の上昇を期待することができると思われる．

筋痙攣・無力症

　筋肉症状に関しては，Ahmad ら[16]によると，毎透析後にレボカルニチンを静脈内投与したところ，筋痙攣は有意に減少，透析後の脱力感の改善も認めたと報告している．Casciani ら[17]や Bellinghieri ら[18]は，カルニチンの投与により血中・筋組織中のカルニチン濃度が上昇し，それに伴い筋肉症状の改善を報告している．しかし，これらの筋症状に対するレボカ

ルニチンの作用機序は，十分には解明されていないのが現状である．

抗動脈硬化作用

カルニチンが動脈硬化を促進するとの報告がある[19]．カルニチンは，腸内細菌叢によるトリメチルアミン（trimethylamine: TMA）に変換され，その後，トリメチルアミン-N-オキサイド（trimethylamine-N-oxide: TMAO）へと代謝されるが，TMAO が動脈硬化のリスクを上昇させるのではないかと推測されている．

一方，透析患者は心不全，虚血性心疾患，脳血管疾患などの心血管系疾患（cardiovascular disease: CVD）によるリスクが非常に高く，その生命予後を規定する合併症である．また，動脈硬化の進展をみる簡易的な指標である baPWV は高値の患者程死亡率も増加することが判明している[20,21]．我々[22]は baPWV を指標として，レボカルニチンの抗動脈硬化作用についての比較試験を行い，内服群では試験開始時から 6 カ月後，12 カ月後と baPWV は有意な低下を認めたが，コントロール群では有意な変化はなく，レボカルニチンの投与は抗動脈硬化作用があることが推測された．Adachi ら[23]は，advanced glycation end products（AGEs）とカルニチンの報告をしている．AGEs は CVD のリスクファクターでもあり，血清のカルニチンレベルは皮膚の AGEs レベルと負の相関を認め，カルニチンは AGEs の合成能を低下させることが示唆された．また最近，Fukami ら[24]は，経口投与で血漿中の TMA，TMAO は増加したが，血管損傷のマーカーの接着因子の可溶性 ICAM-1，可溶性 VCAM-1 の低下と酸化ストレスのマーカーの malondialdehyde（MDA）の低下を認め，血管保護的な作用を有することを報告している．

抗酸化・抗炎症作用

カルニチンには抗酸化作用，抗炎症作用，血管弛緩因子である endothelial-NOS の産生の増加などの報告がある[25-28]．カルニチニンの内服により，炎症のマーカーである CRP や serum amyloid-A（SAA）が低下したという報告がある[25-27]．抗酸化作用として，抗酸化物質である赤血球内の減少したグルタチオンは上昇し，血漿中の抗酸化能力も上昇し，酸化ストレスの指標の MDA は減少するといったフリーラジカル抑制効果などの報告がある[28]．

透析時低血圧の抑制効果

Kudoh ら[29]はカルニチン内服患者群とプラセボ群で，心機能と透析時の低血圧症の発症頻度の検討をしており，内服患者群で，心エコー上 EF の上昇を認め，透析時の低血圧の発現回数が有意に低下したと報告している．

おわりに

レボカルニチンの臨床研究や基礎的研究が多くの分野で報告されている．多彩な効果をもつ薬剤のため，未解決な問題もあるが，透析患者の欠乏状態での補充療法のみならず，レボカルニチン療法の今後の臨床試験を踏まえた，さらなる検討が必要であると思われる．

文献

1) Lahjouji K, Mitchell GA, Qureshi IA. Carnitine transport by organic cation transporters and systemic carnitine deficiency. Mol Genet Metab. 2001; 73: 287-97.

2) Bohmer T, Bergrem H, Eiklid K. Carnitine deficiency induced during intermittent haemodialysis for renal failure. Lancet. 1978; 1: 126-8.

3) 樋口輝美, 石川由美子, 山﨑俊男, 他. 血液透析患者の腎性貧血に対するレボカルニチンの有効性. 透析会誌. 2014; 47: 119-27.

4) Trovato GM, V Ginardi V, Di Marco V, et al. Long-term L-carnitine treatment of chronic anemia of patients with end-stage renal failure. Curr Ther Res. 1982; 31: 1042-9.

5) Matsumoto Y, Amano I, Hirose S. et al. Effects of L-carnitine supplementation on renal anemia in poor responders to erythropoietin. Blood Purif. 2001; 19: 24-32.

6) Labonia WD. L-Carnitine effects on anemia in hemodialyzed patients treated with erythropoietin. Am J Kidney Dis. 1995; 26: 757-64.

7) Wanic-Kossowska M, Kazmierski M, Pawliczak E, et al. Combined therapy with L-carnitine and erythropoietin of anemia in chronic kidney failure patients undergoing hemodialyis. Pol Arch Med Wewn. 2007; 117: 1-5.

8) Mercadal L, Coudert M Vassault A, et al. L-carnitine treatment in incident hemodialysis patients: the multicanter, randamized, double blinded, placebo-controlled CARNIDIAL trial. Clin J Am Soc Nephrol. 2012; 7: 1836-42.

9) Sabry AA. The role of oral L-canitine therapy in hemodialyis patients. Saudi J Kidney Dis Transpl. 2010; 21: 454-9.

10) Van Es A, Henny FC, Kooistra MP, et al. Amelioration of cardiac function by L-carnitine administration in patients on haemodialysis. Contrib Nephrol. 1992; 98: 28-35.

11) Sakurabayashi T, Miyazaki S, Yuasa S, et al. L-carnitine supplementation decreases the left ventricular mass in patients undergoing hemodiakysis. Circ J. 2008; 72: 926-31.

12) Matsumoto Y, Sato M, Ohashi H, et al. Effects of L-carnitine supplementation on cardiac morbidity in hemodialyzed patients. Am J Nephrol. 2000; 20: 201-7.

13) Romagnoli GF, Naso A, Carraro G, et al. Beneficial effects of L-carnitine in dialysis patients with impaired left ventricular function: An observational study. Curr Med Res Opin. 2002; 18: 172-5.

14) 樋口輝美, 堀田 直, 黒岩奈美, 他. 血液透析患者の心機能に対するレボカルニチンの効果. 透析会誌. 2014; 47: 305-12.

15) Sundstrom J, Lind L, Arnlov J, et al. Echocardiographic and electrocardiographic diagnoses of left ventricular hypertrophy predict mortality independently of each other in a population of elderly men. Circulation. 2001; 103: 2346-51.

16) Ahmad S, Robertson HT, Golper TA, et al. Multicenter trial of L-carnitine inmaintenance hemodialysis patients. Clinical andbiochemical effects. Kidney Int. 1990; 38: 912-8.

17) Casciani CU, Caruso U, Cravotto E, et al. Beneficial effects of L-carnitine in post-dialysis syndrome. Curr Ther Res. 1982; 32: 116-27.

18) Bellinghieri G, Savica V, Mallamace A, et al. Correlation between increased serum and tissue L-carnitine levels and improved musclesymptoms in hemodialyzed patients. Am J Clin Nutr. 1983; 38: 523-34.

19) Koeth RA, Wang Z, Levison BS, et al. Intestinal microbiota metabolism of l-carnitine, a nutrient in red meat, promotes atherosclerosis. Nat Med 2013; 19: 576-87.

20) Kitahara T, Ono K, Tsuchida A, et al. Impact of brachial-ankle pulse wave velocity and ankle-brachial blood pressure index on mortality in hemodialysis patients. Am J Kid Dis. 2005; 46: 688-96.

21) Tanaka M, Ishii H, Aoyama T, et al. Ankle brachial pressure index but not brachial-ankle pulse wave velocity is a strong predictor of systemic atherosclerotic morbidity and mortality in patients on maintenance hemodialysis. Atherosclerosis. 2011; 219: 643-7.

22) Higuchi T, Abe M, Yamazaki T, et al. Effects of levocarnitine on brachial-ankle pulse wave velocity in hemodialysis patients: A randomized controlled trial. Nutrients. 2014; 6: 5992-6004.

23) Adachi T, Fukami K, Yamagishi S, et al. Decreased serum carnitine is independently correlated with increased tissue accumulation levels of advanced glycation end products in hemodialysis patients. Nephrology. 2012; 17: 689-94.

24) Fukami K, Yamaguchi S, Sakai K, et al. Oral L-carnitine supplementation increases trimethyl-amine-N-oxide but reduces markers of vascular injury in hemodialysis patients. J Cardiovasc Pharmacol. 2015; 65: 289-95.

25) Tabibi H, Hakeshzadedh F, Hedayati M, et al. Effects of L-carnitine supplememnt on serum amy-loid A and vascular inflammation markers in hemodialysis patients: a randomized controlled trial. J Ren Nut. 2011; 21: 485-91.

26) Duranay M, Akay H, Yilmaz FM, et al. Effects of L-carnitine infusions on inflammatory and nutritional markers in hemodialysis patients. Nephrol Dial Transplant. 2006; 21: 3211-4.

27) Savica V, Santoro D, Mazzaglia G, et al. L-carnitne infusions may suppress serum C-reactive protein and improve nutritional status in maintenance hemodialysis patients. J Ren Nut. 2005; 15: 225-30.

28) Vesela E, Racek J, Trefil L, et al. Effect of L-carnitine supplementation in hemodialysis patients. Nephron. 2001; 88: 218-23.

29) Kudoh Y, Aoyama S, Torii S, et al. Hemodynamic stabilizing effects of L-carnitine in chronic hemodialysis patients. Cardiorenal Med. 2013; 3: 200-7.

〈樋口輝美〉

高リン血症治療薬(リン吸着薬)の特徴・効果・副作用は？

高リン血症は保存期慢性腎臓病 (chronic kidney disease: CKD) から透析期まで幅広く認められ，心血管石灰化の要因となり患者予後を規定する[1]．本稿では透析患者におけるリン吸着薬について述べる．CKD-MBDガイドラインにおいて，血清リン濃度は血清補正カルシウム (Ca) 濃度・PTH濃度より優先し管理目標内に維持することを推奨している．

現在の標準的な血液透析（週3回・4時間）では，食事中から吸収されるリンをすべて除去するには不十分であり，食事でのリン制限（700 mg/日以下を目標）とともに，ほとんどの症例でリン吸着薬の内服を要する．

求められる特徴

求められる特徴として，リン吸着力が高い，服薬しやすい，体内に吸収されず臓器蓄積しない，副作用が少ない（消化器症状など），安価であることがあげられる．ただし，すべての特徴を併せもつ薬剤は存在しない．患者状況に合わせた選択が必要である．

種類と各々の特徴・効果・副作用

Ca含有しているものと，Ca含有していないものに分類される．
表1を参照いただき，詳細な各々の特徴・効果・副作用について下記に述べる．

Ca含有吸着薬
炭酸カルシウム: カルタン®，沈降炭酸カルシウム®
- 1999年以降本邦で投与されている主要なリン吸着薬で，安価である．
- 保存期にも使用可能である．
- 比較的良好なリン吸着力を有するが，炭酸ランタンおよびクエン酸第二鉄水和物と比べると半分程度とされている[2]．
- 体内に吸収後はアルカリ化作用を有しアシドーシスを呈する透析患者に使用しやすい．
- 服用に伴う消化器症状も軽度である．
- 本剤はCa含有率が高く，投与量の増加に伴い高Ca血症を呈する割合が増加する．Ca負荷は血管石灰化の一因となり，心血管系合併症の発症に関与し，患者予後に影響する可能性がある．
- JSDTガイドラインでは，炭酸Caの上限は3 g/日とすることを推奨している．

表1 リン吸着薬一覧

	種類	用法	用量 (最小～ 最大量)	薬価 (円/ 250 mg)	求められる特徴			
					P 吸着力	服薬 しやすさ	臓器 蓄積	副作用[*1]
Ca 含有	炭酸カルシウム[*2] (カルタン®, 沈降炭酸カルシウム®)	食直後	250～ 3,000 mg	6	強い	高 Ca 血症の リスク	あり	軽度
Ca 非含有	塩酸セベラマー (レナジェル®, フォスブロック®)	食直前	250～ 9,000 mg	30	中等度	高用量の服用 が必要	なし	中等度
	炭酸ランタン[*2] (ホスレノール®)	食直後	250～ 2,250 mg	200	最も強い	消化器症状が 強い	あり	高度
	ビキサロマー (キックリン®)	食直前	250～ 7,500 mg	30	中等度	リン吸着が やや弱い	なし	中等度
	クエン酸第二水和物[*2] (リオナ®)	食直後	250～ 6,000 mg	100	強い	黒色便が必須	あり	中等度
	スクロオキシ水酸化鉄 (ピートル®)	食直前	250～ 3,000 mg	182	強い	服薬負担が 少ない	あり	中等度

[*1]: 消化器症状の程度, [*2]: 保存期腎不全にも投与可

Ca 非含有吸着薬

塩酸セベラマー: レナジェル®, フォスブロック®

- ポリカチオンポリマーであり，消化管内でアミノ基が陽性に荷電し，リン酸イオンとイオン結合することによりリン吸着するイオン交換樹脂剤である．
- Ca 含有リン吸着薬と比較し冠動脈などの血管石灰化を有意に抑制した[3]．
- リン低下以外に脂質代謝改善，炎症の改善，尿毒症物質の吸着，AGEs の低下作用などが報告されている．
- 日本人では便秘や腹部膨満感などの消化器症状が出現しやすい．用量依存性に症状が増悪し，内服量の制限やアドヒアランス低下につながるため，少量から内服開始するなどの工夫が必要である．

ビキサロマー: キックリン®

- 2012年3月発売された非吸収性アミン機能性ポリマーであり，陽性荷電状態のアミノ基を解するイオンおよび水素結合により消化管内でリン酸と結合し，体内へのリン吸収を阻害する．
- 金属を含まず，体内への金属の吸収や蓄積の心配がない．
- セベラマーと比較し膨潤の程度が小さいため，消化管系の副作用が少ない．代謝性アシドーシスの懸念が少ないとされている．
- Ca・金属含有がなく毒性発現の心配がない．

炭酸ランタン: ホスレノール®

- ランタンとリン酸基が難治性の化合物を形成し糞便中に排泄されることによりリン吸着を

阻害する無機イオン製剤である.

- 保存期にも使用可能である.
- 塩酸セベラマーよりも強いリン吸着力をもつ.
- 最近, 高リン血症を有する透析患者における本剤使用にて生命予後の改善につながる可能性が報告された[4].
- 本剤は体内で代謝されないため, 長期使用に伴う臓器蓄積が問題となる.
- 発売当初はチュアブル錠のみであったため, 十分噛み砕く必要があり, 高齢者には服用困難であったが, 顆粒製剤が追加され服薬アドヒアランスが上昇した.
- 塩酸セベラマーと比較すると消化器症状も程頻度で程度も軽い.

クエン酸第二水和物: リオナ®

- 保存期にも利用可能である.
- 本剤は食事由来のリン酸と消化管内で結合し, 不溶性の沈殿（リン酸鉄）を形成することでリンの体内吸収を抑制するという, 今までのリン吸着薬とは異なる作用をもつ.
- わずかながら腸管から吸収され, 血清フェリチン値とヘモグロビン濃度が上昇する. ヘモグロビン値上昇に伴い ESA 投与量は約 25％減量された[5].
- 副作用としては消化器症状の他, 黒色便は必須であり処方時は患者指導を行う必要がある.

スクロオキシ水酸化鉄: ピートル®

- 2015 年 12 月に発売された, 日本で使用できるリン吸着薬の中で最も新しいリン吸着薬である.
- 透析期のみに利用可能である.
- クエン酸第二水和物と同様に 3 価鉄製剤であるが, 多核性の酸化水酸化鉄と炭水化物（スクロースおよびデンプン）からなる. そのため, 投与後は胃内でデンプンとスクロースが溶け, 水酸化鉄とリンが吸着するため, 鉄の遊離が少なく鉄吸収が少ない. 鉄の放出は少ないが, フェリチンが軽度上昇することがある.
- 1 回 1 錠もしくは 2 錠と服薬錠数が少なく済むため, 服薬負担が少ない.
- 副作用は, 投与直後に下痢を認めるほか, 黒色便は必須であり, クエン酸第二水和物同様に処方時は患者指導を行う必要がある.

リン吸着薬の服用方法・工夫

高リン血症の改善が乏しい場合, 透析効率の見直しと食事療法の介入を行う.

透析効率に関しては時間, 血液流量やダイアライザーの評価, 再循環の有無などの確認を行う.

食事療法に関しては食事回数, 内容（特に蛋白質摂取状況, さらには添加物の内容）を確認する. 食事内容については特に蛋白質摂取状況のみならず, 食品添加物内に含まれるリンは吸収のよい無機リンであり使用の有無も含めた指導が必要である. そのうえで, 投与量や投与回数の調節を行う. リン吸着薬の効果をあげるためには, 食事とのタイミング, 指示通りに服用することが大切である. ただし, 外食や宴会などで食事時間が長時間に及ぶ場合に

は食事中に服用する，毎食ごとの食事量に応じ不均等服薬を行うなどの工夫が有効となる場合がある．

さいごに

上記リン吸着薬の選択は，使用開始時の血清 Ca 濃度で判断されることが多い．メタアナリシスでは Ca 非含有リン吸着薬のほうが，生命予後によい影響を与えることが示唆されている[6]．リン吸着薬の選択肢が増えても，食事制限の重要性は変わらない．

文 献

1) 社団法人日本透析医学会 慢性腎臓病に伴う骨・ミネラル代謝異常の診療ガイドライン．透析会誌．2012; 45(4).
2) Daugirdas JT, Finn WF, Emmett M, et al. The phosphate binder equivalent dose. Semin Dial. 2011; 24: 41-9.
3) Chertow GM, Burke SK, Raggi P. Sevelamar attenuates the progression of coronary and aortic carcification in hemodialysis. Kidney Int. 2005; 68: 1815-24.
4) Komaba H, Kakuta T, Fukagawa M, et al. Survival advantage of lanthanum carbonate for hemodialysis patients with uncontrolled hyperphosphatemia. NDT. 2015; 30: 1-3.
5) Yokoyama K, Akiba T, Fukagawa M, et al. Long-term safety and efficacy of a novel iron-containing phosphate binder, JTT-751, in patients receiving hemodialysis. J Ren Nutr. 2014; 24: 261-7.
6) Jamal SA, Vandermeer B, Raggi P, et al. Effect of calcium-based versus non-calcium-based phosphate binders on mortality in patients with chronic kidney disease: an update systematic review and meta-analysis. Lancet. 2013; 382: 1268-77.

〈金山典子，深川雅史〉

Q36 二次性副甲状腺機能亢進症治療薬（カルシウム受容体作動薬）シナカルセトの特徴・効果・副作用は？

4 透析導入時の対応法―②血液透析に慣れてきた時期の対応

特徴

　慢性腎臓病におけるミネラル代謝異常は，カルシウム（Ca），リン（P），副甲状腺ホルモン（parathyroid hormone: PTH）やビタミンD代謝を介した異所性石灰化を生じる全身性疾患であるととらえられるようになった．特に血管石灰化は，これまでの臨床研究の結果，生命予後やQOLに大きな影響を及ぼす因子であることが明らかとなった．また，日本人の平均透析期間は欧米と比較して長期にわたることから，二次性副甲状腺機能亢進症の重症度が高くなることが知られている．

　1993年にEdward M. Brownらが，副甲状腺において血中Ca^{2+}濃度を感知する受容体calcium sensing receptor（CaSR）のクローニングを報告し[1]，1997年には透析患者におけるCaSR発現低下が報告された[2]．CaSRは，副甲状腺以外にも腎臓・破骨細胞や骨芽細胞，腸管，脳などの多くの組織において発現している．

　シナカルセト塩酸塩（以下，シナカルセト）は，CaSRにアロステリックに作用（受容体蛋白の活性部位以外に結合し立体構造の変化を介して受容体活性を制御する）し，感受性を亢進させることで，生理的Ca^{2+}濃度よりも低い濃度でCaSRのPTH分泌を持続的に抑制する．このような薬剤はcalcium＋mimicsからの造語であるcalcimimeticsと称され，シナカルセトは現在商品化されている唯一の薬剤である．

効果（表1）

　腎不全の進行に伴い，P蓄積や低Ca血症，ビタミンD欠乏が進み高PTH血症，すなわち二次性副甲状腺機能亢進症を呈するようになる．従来はP吸着剤によるP蓄積の軽減やCaの補充，活性型ビタミンD製剤によるPTH分泌の抑制が主たる治療であった．しかしながら，病期が進展すると，副甲状腺細胞におけるCaSRやビタミンD受容体の発現低下を介して，これらの治療薬に対し抵抗性を示すことが実臨床において問題であった．一方で，活性型ビタミンD製剤により血清Ca値と血清P値がともに上昇することから，同製剤を主体とする治療では一部の症例においてガイドラインにおける管理目標（血清P値3.5～6.0 mg/dL，血清Ca値8.3～10.0 mg/dL）を達成することが困難であった．内科的治療のみで管理が困難な以上の症例にお

表1　シナカルセト塩酸塩の効果
1．PTHの分泌抑制
2．副甲状腺細胞の増殖抑制，副甲状腺の縮小
3．血管石灰化の軽減
4．生命予後の改善
5．骨質の改善，骨折リスクの低下
6．FGF23の低下

いては，副甲状腺摘出術や経皮的エタノール注入療法などの外科的治療のみが唯一の治療法であった．

このような状況のなか2008年日本で上市されたシナカルセトは，血清Ca・P値および血清Ca×P積値を上昇させずに血清intact PTH（iPTH）値を低下させるという特徴を有した，CaSRに直接作用する二次性副甲状腺機能亢進症治療薬である．血清Ca・P値についても，同薬剤によりいずれも低下傾向を示すことから，シナカルセト単独ないしは活性型ビタミンD製剤との併用により，血清Ca・P・intact PTH値のすべてを管理目標内にコントロールし得ることが示されている[3]．

副甲状腺ホルモンの分泌を抑制するとともに，病期が進行し活性型ビタミンD製剤に抵抗性を示すような結節性過形成を呈するような症例においても，シナカルセトは副甲状腺細胞の増殖を抑制し，副甲状腺を縮小させることが示されている[4]．

骨ミネラル代謝異常が慢性腎不全患者における血管石灰化の発症・進展に大きく寄与していることから，シナカルセトが血管石灰化への影響，さらには生命予後への影響を有することが期待された．実際，近年の臨床研究（ADVANCE study[5]とEVOLVE study[6]）において，シナカルセトが血管石灰化を軽減し，生命予後を改善し得る可能性が示されている．その他，シナカルセトには骨質を改善し（BONAFIDE study[7]），骨折リスクを低下させ得る作用[8]が報告されている．

シナカルセトはまた，骨細胞由来の液性因子でP蓄積の鋭敏なバイオマーカーであるfibroblast growth factor（FGF23）を低下させることが知られている[9]．FGF23は生命予後や血管石灰化，左室肥大，腎機能低下との関連性が報告されており，上記のシナカルセトによる生命予後や血管石灰化の改善は，FGF23の低下を介している可能性も考えられる．

投与方法，副作用

2012年に日本透析医学会より発表された診療ガイドラインでは，生命予後を最優先事項として考える場合，血清P，Ca，iPTH値の順に優先して，管理目標内に保つことが推奨されている．すなわち二次性副甲状腺機能亢進症の治療においても，血清P値，血清Ca値を管理目標内に保ちつつ，iPTH値の管理が求められている．iPTH値が高値の場合，血清P値3.5 mg/dL以上，血清Ca値8.4 mg/dL以上（開始する場合は，血清Ca値9.0 mg/dL以上）で，シナカルセトの開始もしくは増量の検討とされている．シナカルセトの投与量は，1日1回25 mgから開始し，以後1日1回25〜75 mg（1回100 mgまで）服用する．増幅幅は25 mgで3週間以上あけることが必要とされている．食事と同時投与することでシナカルセトのバイオアベイラビリティが約50〜80%上昇するため，シナカルセトは食事中または食事直後の服用が推奨されている．シナカルセトの最も報告の多い有害事象は悪心（14〜32%），嘔吐（14〜24%）であり，これらの症状は，腸管に発現するCaSRへの作用を介して生じている可能性が指摘されている．

文 献

1）Brown EM, Gamba G, Riccardi D, et al. Cloning and characterization of an extracellular Ca^{2+}-sensing receptor from bovine parathyroid. Nature. 1993; 366: 575-80.

2）Gogusev J, Duchambon P, Hory B, et al. Depressed expression of calcium receptor in parathyroid gland tissue of patients with hyperparathyroidism. Kidney Int. 1997; 51: 328-36.

3）Chertow GM, Blumenthal S, Turner S, et al. Cinacalcet hydrochloride (Sensipar) in hemodialysis patients on active vitamin D derivatives with controlled PTH and elevated calcium × phosphate. Clin J Am Soc Nephrol. 2006; 1: 305-12.

4）Komaba H, Nakanishi S, Fujimori A, et al. Cinacalcet effectively reduces parathyroid hormone secretion and gland volume regardless of pretreatment gland size in patients with secondary hyperparathyroidism. Clin J Am Soc Nephrol. 2010; 5: 2305-14.

5）Raggi P, Chertow GM, Torres PU, et al. The ADVANCE study: a randomized study to evaluate the effects of cinacalcet plus low-dose vitamin D on vascular calcification in patients on hemodialysis. Nephrol Dial Transplant. 2011; 26: 1327-39.

6）EVOLVE Trial Investigators; Chertow GM, Block GA, Correa-Rotter R, et al. Effect of cinacalcet on cardiovascular disease in patients undergoing dialysis. N Engl J Med. 2012; 367: 2482-94.

7）Behets GJ, Spasovski G, Sterling LR, et al. Bone histomorphometry before and after long-term treatment with cinacalcet in dialysis patients with secondary hyperparathyroidism. Kidney Int. 2015; 87: 846-56.

8）Cunningham J, Danese M, Olson K, et al. Effects of the calcimimetic cinacalcet HCl on cardiovascular disease, fracture, and health-related quality of life in secondary hyperparathyroidism. Kidney Int. 2005; 68: 1793-800.

9）Koizumi M, Komaba H, Nakanishi S, et al. Cinacalcet treatment and serum FGF23 levels in haemodialysis patients with secondary hyperparathyroidism. Nephrol Dial Transplant. 2012; 27: 784-90.

〈伊勢川拓也，小泉賢洋，深川雅史〉

Q37 副甲状腺ホルモン（PTH）測定の意義は？

　人体においてカルシウム（Ca）を調節するホルモンとしては，①副甲状腺ホルモン（para-thyroid hormone: PTH），②カルシトニン，③活性型ビタミン D の 3 つがあげられる（cal-ciferic hormone）．しかし，甲状腺を全摘してカルシトニン分泌が皆無となっても，副甲状腺さえ残存していれば Ca 代謝に大きな影響はない．このことからも PTH が Ca 代謝の担い手であることが示されている．その一方で PTH は，P 蓄積に応じて反応する P 利尿ホルモンでもある．

PTH とは？

　副甲状腺は甲状腺の背側に左右 2 個ずつある組織で，人間では下腺が第 3 咽頭嚢，上腺が第 4 咽頭嚢から発生する．PTH は副甲状腺の主細胞で産生され，84 個のアミノ酸からなるポリペプタイドホルモンである．PTH は腎臓と骨を標的臓器とし，腎臓においては近位尿細管の Na-PiⅡa 共輸送体における P 利尿と 25 ビタミン D-1α 水酸化酵素の活性化，遠位尿細管での Ca^{2+} 再吸収に作用し，骨においては骨芽細胞表面の受容体を介した続発的な破骨細胞活性による骨吸収の亢進により血液への Ca 遊離を促す．生物が陸に上がって Ca を体内にとどめておくためにもたらされたホルモンである．

PTH の測定法

　PTH は肝臓その他の臓器で代謝を受け，アミノ（N）末端，カルボキシル（C）末端，中間部フラグメントに分解される．1990 年代に C 末端フラグメントと N 末端フラグメントの 2 カ所を同時に認識する抗体を用い測定される intact PTH アッセイが開発された（第二世代）．それは当初活性型 PTH のみ測定されると考えられ，透析患者を含む腎機能障害患者において，広く使用され臨床的に非常に重要なマーカーとして用いられてきた．しかし 1990 年代後半に，intact PTH アッセイは，抗体が C 末端の 39-84 の部分と N 末端側の 7-34 部分を認識するため，必ずしも N 末端における 1-84 PTH を認識しているものではないことが明らかとなった．2000 年代に入ると，intact PTH アッセイで使用されていた N 末端 7-34 を認識する抗体を N 末端 1-6 部分に認識する抗体に改良し，1-84 のみを特異的に測定する PTH 測定法が開発された．第三世代とよばれる測定法で，whole PTH である．1-84 PTH と intact PTH は，良好な正の相関（r＝0.968）を示し，1-84 PTH は intact PTH の約 50％（48％）であった．

　近年，高度の副甲状腺機能亢進症や原発性副甲状腺機能亢進症，副甲状腺がんにおいて 1-84 PTH/intact PTH 比の逆転現象が報告された．PTH の代謝において，産生された 1-84 PTH が種々の蛋白分解酵素により N 末端から処理され分解される．しかしその逆転現象は，1-84 PTH アッセイで測定されるので N 末端は保持されているが，intact PTH では測定され

ない生物活性ももつ新しい PTH 分子（N-PTH）の存在を示唆する[1].

PTH 測定の意義

PTH 測定により副甲状腺機能を知ることに変わりはないが，保存期と透析期において測定意義は大きく異なる.

保存期における PTH の測定意義

慢性腎臓病（chronic kidney disease: CKD）患者の骨ミネラル代謝異常のなかでも高リン（P）血症は，CKD 患者における重要な生命予後規定因子である. しかし実際の臨床では，P 利尿ホルモンによる P 排泄量を増加させることにより CKD4 に至るまで高 P 血症は出現しせず，血清 P 濃度は正常範囲で経過することが多い. また血清 Ca 濃度も，$1,25(OH)_2D$ の低下による腸管の Ca 吸収の低下にもかかわらず維持される. それは副甲状腺からの PTH 分泌の亢進により，腎臓からの P 排泄が促され，また骨に対しては高回転骨とすることで骨から血液への Ca 遊離を促し，血清 Ca 濃度を上昇させるように働くためと考えられてきた. しかし実際は，血清 P・Ca 濃度の変化する以前〔糸球体濾過率（GFR）60 mL/分/1.73 mm^3 を切る時点〕から，$1,25(OH)_2D$ の低下が出現することがわかっていた. FGF23 は軽度（GFR 60％弱）から中等度の CKD においては，P 蓄積の代償機構として分泌が上昇する一方，これが早期からの $1,25(OH)_2D$ 低下の原因となっていると考えられるようになった[2]. FGF23 の増加に続いて PTH の分泌が増加する. ただし $1,25(OH)_2D$ の濃度が十分あれば FGF23 が先に上昇し，不十分であれば PTH が先に上昇するとも報告されている. FGF23 の保存期腎不全での測定が保険適応ではない現在 P の蓄積傾向，腎予後の予測として最も早期に測定できるマーカーが PTH だと考えられる.

透析期における PTH の測定意義

CKD においては，ビタミン D の活性化障害に伴う腸管からの Ca 吸収障害，腎臓からの P の排泄障害により，未治療であれば低 Ca 高 P 血症をきたす. それに伴いフィードバック機構により副甲状腺からの PTH 分泌が亢進し，二次性の副甲状腺機能亢進症（secondary hyperparathyroidism: SHPT）を起こす（古典因子）. また Ca 感受性受容体（Ca sensing receptor: Ca SR）の減少により，血清 Ca 濃度による感受性が減弱するために，Ca-PTH 曲線は右上方に変位する（図 1）. ビタミン D 受容体（VDR）の異常（数の減少・機能の低下）や P の直接作用も副甲状腺機能亢進に拍車をかける. SHPT の結節性過形成では，細胞数の増加によって分泌能が上昇，PTH の過剰分泌となり活性型ビタミン D による抑制も FGF23 による抑制も効果をなさない. PTH 値はマーカーというより副甲状腺機能そのものを示す.

古くから PTH は，骨回転のマーカーとして注目されてきた. 骨生検における数々の報告から，intact PTH 値が 460 pg/mL 以上は線維性骨炎，65 pg/mL 未満は無形成骨症といわれる. 腎不全では骨の PTH に対する抵抗性があるので，低回転骨が問題になった 90 年代以降は，骨代謝を正常に保つには，正常上限の 2〜3 倍程度の PTH 濃度を目標にするという方針が一般的であり，KDOQI の目標値（150〜300 pg/mL）はこれに立脚している[3].

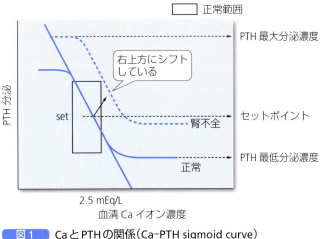

図1 CaとPTHの関係(Ca-PTH sigmoid curve)

表1 CKD-MBDガイドラインにおけるCKD5Dでの管理目標

Guideline	P (mg/dL)	Ca (mg/dL)	Ca×P (mg²/dL²)	iPTH (pg/mL)	PTxの適応 (JSDTはPEITを含む)
①K/DOQI (2003年)	3.5〜5.5	8.4〜9.5 (<10.2)	<55	150〜300	iPTH>800 pg/mL (内科的治療に抵抗)
②JSDT (2006年) (2012年)	3.5〜6.0	8.4〜10.0	—	60〜180 60〜240	iPTH>500 pg/mL (内科的治療に抵抗)
③KDIGO (2009年)	基準範囲内	基準範囲内	—	基準上限値 2〜9倍	内科的治療に抵抗

しかし標的臓器である骨の状態を評価する際には，PTHのみならず他のバイオマーカーや骨密度も同時に評価することが大切である．

腎性骨異栄養症（renal osteodystrophy: ROD）は骨の問題にとどまらず，血管を含む全身の石灰化を生じ，長期的には生命予後に影響を及ぼすことが注目された．その高い重要性から全身性疾患として「慢性腎臓病にともなう骨ミネラル代謝異常（CKD-mineral and bone disorder: CKD-MBD）」という概念が普及している．CKD-MBDの治療とは心血管イベントの低下，骨折率の低下，ひいては生命予後の改善を果たすことが目標となる．

治療目標を医療従事者全体で確認するためにはガイドラインが必要であった．CKD-MBDのガイドラインでは2003年，米国の「Kidney Disease Outcome Quality Initiative ガイドライン」[3]がよく知られ引用された．これをうけて，本邦でも2006年に「透析患者における二次性副甲状腺機能亢進症ガイドライン」が作成された[4]．2009年にはGlobal Standardとして「Kidney Disease: Improving Global Outcomes(KDIGO)ガイドライン」も公表された[5]．2012年にJSDT2006の検証，2006年末から2009年末まで観察しえた透析患者128,125名のJSDTのデータベース，新しいエビデンス等を考慮して「慢性腎臓病にともなう骨・ミネラル代謝異常（CKD-MBD）診療ガイドライン」[6]が報告された．4ガイドラインのP，Ca，PTH

適正値，副甲状腺インターベンション推奨値を表1に示す．

おわりに

PTHの値は測定値そのものの評価にとどまらず，リスク（死亡リスク，心血管病リスク，骨折リスク）を個々の患者で予測しながらコントロールする必要がある．あわせて評価すべきサロゲート・マーカーとしても，KDIGOでは，①骨病変: 骨型アルカリホスファターゼ値（総活性でも代用可），②心血管病: 心エコー（弁石灰化や心機能）と血管石灰化評価（CT，腹部単純X線など）があげられている．生命予後の重要視と腎不全患者の骨代謝の管理の両面を考えなければならない．

文 献

1) Komaba H, Goto S, Fukagawa M. Critical issues of PTH assays in CKD. Bone. 2009; 44: 666-70.
2) Isakova T, Wahl P, Vargas GS, et al. Fibroblast growth factor 23 is elevated before parathyroid hormone and phosphate in chronic kidney disease. Kidney Int. 2011; 79: 1370-8.
3) National Kidney Foundation. K/DOQI Clinical practice guidelines for bone metabolism and disease in chronic kidney disease. Am J Kidney Dis. 2003; 42(4 Suppl 3): S1-201.
4) 日本透析医学会．透析患者における二次性副甲状腺機能亢進症治療ガイドライン．透析会誌．2006; 39: 1435-55.（Ther Aphr Dial. 2008; 12: 511.）
5) Kidney Disease Improving Global Outcomes(KDIGO) CKD-MBD Group. KDIGO Clinical Practice Guideline for the Diagnosis, Evaluation, Prevention, and Treatment of Chronic Kidney Disease-Mineral and Bone Disorder(CKD-MBD). Kidney Int. 2009; 76(Suppl 113): S1-130.
6) 日本透析医学会ワーキンググループ．慢性腎臓病に伴う骨・ミネラル代謝異常の診療ガイドライン．透析会誌．2012; 45: 301-56.

〈角田隆俊〉

Q38 Fibroblast growth factor-23(FGF23)はリン代謝マーカーとして有効か？

FGF23とは？

　FGF23は骨芽細胞や骨細胞で合成される251個のアミノ酸からなるポリペプチドで，生体内でリン調節を行っているホルモンである．腎臓における主な作用機序は，①近位尿細管の2型Na-P共輸送体（NaPi-2）の発現を低下させ，P再吸収を低下させる．これにより尿中へのP排泄を促進する．②ビタミンD1α水酸化酵素の抑制を介して1,25(OH)$_2$Dの産生を抑制し（図1），腸管でのP吸収を抑制する．これら2つの機序により血清P濃度を低下させる作用を有する．③副甲状腺では副甲状腺ホルモン（PTH）の合成や分泌を抑制する作用も有する[1]．一方，Klothoは老化抑制に関する蛋白として発見され，*Klotho*欠損マウスでは高P血症，高1,25(OH)$_2$D血症を呈し，血管石灰化，心肥大，骨粗鬆症，皮膚や骨格筋の萎縮などの老化に類似する症状を呈し，寿命の短縮がみられる．Klotho蛋白は，生体内で膜型klothoと分泌型klothoの2つの形態で存在し，異なる機能をもつことがわかってきた．膜型KlothoはFGF23のFGF receptor（FGFR）と複合体を形成することでFGF23に対する親和性を高める役割を担っており，FGF23の生理作用を発揮する上で必須の因子と考えられている．

P蓄積，腎機能障害と生命予後のマーカーとしてのFGF23

　腎臓は副甲状腺ホルモン（PTH）などの調節を受けてCaやPを尿中に排泄する一方，活

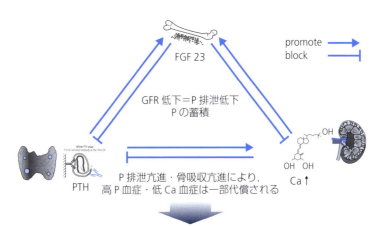

図1 保存期における液性因子の関係と2HPTの成り立ち
（Kuro-o M. Klotho and the aging process. Korean J Intern Med. 2011; 26: 113-22を基に作成）

性型ビタミン D〔1,25(OH)$_2$D〕の産生臓器として，腸管でのカルシウム吸収や骨代謝の維持にも関与している．このような骨ミネラル代謝異常のなかでも高 P 血症は CKD 患者における重要な生命予後規定因子である．しかし実際の臨床では，CKD stage 4 に至るまで高 P 血症は出現せず，血清 P 濃度は正常範囲で経過することが多い．また血清 Ca 濃度も，1,25(OH)$_2$D の低下による腸管の Ca 吸収の低下にもかかわらず維持される．それは副甲状腺からの PTH 分泌の亢進により，腎臓からの P 排泄が促され，また骨に対しては高回転骨とすることで骨から血液への Ca 遊離を促し，血清 Ca 濃度を上昇させるように働くためと考えられてきた．しかし実際は，血清 P・Ca 濃度の変化する以前から，1,25(OH)$_2$D が低下すると知られていた．FGF23 は GFR が 60 mL/分/1.73 mm^3 を切る時点くらいから P 蓄積の代償機構として分泌が上昇し，1,25(OH)$_2$D 低下の原因となっていることが明らかとなった[2]．FGF23 は，CKD 患者における P 負荷に対して血清 P 値よりも早期に上昇することによって血清 P 値以上に P 蓄積に鋭敏に反応する．FGF23 をバイオマーカーとすれば FGF23 の上昇を基に血中 P 濃度の上昇を待たずに P の蓄積傾向を確認でき，早期の腎機能低下のマーカーとなり得る．

　FGF23 上昇は P 蓄積を反映するがその生命予後への関わりは，血中の P 濃度を介さない部分もある．透析導入患者での前向きコホートでは，FGF23 値の上昇が血清 P 値にかかわらず，用量依存的に死亡リスクの増大につながることが報告されている．このコホートでは，血清 P 値が目標範囲内で管理されている患者で FGF23 値と予後の関わりが明確であり高 P 傾向を押さえるための FGF23 値そのものが P の値そのものよりも予後に関わっていることを示している．

　他にも FGF23 は CKD 患者において，左室肥大，死亡率や心血管疾患，腎機能の低下，骨密度の低下や骨折などの有害事象と相関することが多くの疫学研究により報告されており[3]，FGF23 をマーカーとしたリスク評価が可能となる．ただ，血管石灰化においては，P の関与を除くと FGF23 で予測することは難しいとされ，石灰化の予測因子は血清 P 値となる．

　FGF23 の血中濃度を臨床的にさまざまな薬剤で低下させることが報告されている．これまで，塩酸セベラマー，炭酸ランタン，クエン酸第 2 鉄，シナカルセト塩酸塩などが FGF23 血中濃度を低下させたと報告されている．FGF23 高値の CKD 患者を特定し，FGF23 高値を解除することで生命予後の改善に寄与する可能性が示唆されており明らかになれば薬効の指標となる．

FGF23 抵抗性と Klotho 発現低下をマーカーとしてとらえる

　同程度の腎機能保存期患者で FGF23 が高いにかかわらず P の排泄率が低い患者の予後が悪いことが示されている．腎機能が残存する患者で「FGF23 抵抗性」は生命予後を予知する可能性があるマーカーと考えられる．なぜ，「FGF23 抵抗性」の存在することが生命予後と関わるのであろうか？　FGF23 は，間接的には 1,25(OH)$_2$D の産生抑制を介して PTH の分泌を促進するが直接的には PTH 分泌を抑制している（図 1）．これは副甲状腺自体が Klotho を発現していることにより FGF23 の標的臓器となるためである．透析患者の場合は腎臓における 1,25(OH)$_2$D の産生能はほぼ廃絶していると考えられるため 1,25(OH)$_2$D を介した間

接作用よりも直接的に，PTH 分泌を抑制する作用が強く表れる．しかし，実際重度の二次性副甲状腺機能亢進症を有する患者において異常高値を示す FGF23 は，PTH 分泌を抑制できない．いわゆる「FGF23 抵抗性」を示すことになる．重度の二次性副甲状腺機能亢進症患者の副甲状腺では，Klotho の発現が低下しており FGF23 の作用発現ができないことが示されている．FGF23 抵抗性を予後不良のマーカーや Klotho そのものの発現低下のマーカーとしてとらえることが可能と思われる．

腎移植後の P 代謝マーカーとしての FGF23

　腎移植後の遷延する低 P 血症やビタミン D 低下に関して，FGF23 が関与していることが，近年の研究により明らかになった．CKD 末期患者において，FGF23 分泌は著明に亢進している状態にもかかわらず，尿中に P を排泄することがほとんどできず，高 P 血症が存在する．この状況に腎移植が行われると，異常高値の FGF23 が移植腎に作用し高度の P 利尿をきたす．FGF23 は，すぐには改善されず腎移植後 1 年以内は低 P 血症の原因となる[5]．ただし腎移植後の低 P 血症の大きな原因として遷延する二次性副甲状腺機能亢進症がある．また，FGF23 は腎におけるビタミン D 産生抑制し，これが PTH による同酵素活性の亢進より有意に作用するため，移植腎でのビタミン D 産生が抑制されると考えられている[6]．FGF23 測定によって，腎移植早期の病態判断が可能になると考えられる．

おわりに

　現在，わが国では FGF23 および Klotho の測定は保険適応がないが，FGF23 を測定することが臨床上の判断に有益だと考えられる．前項に述べたように 2015 年時点では PTH 値で予測することが実際的である．今後広く普及し多くのデータが蓄積されることにより測定可能となることを希望する．

📖 文 献

1) Ben-Dov IZ, Galitzer H, Lavi-Moshayoff V, et al. The parathyroid is a target organ for FGF23 in rats. J Clin Invest. 2007; 117: 4003-8.
2) Isakova T, Wahl P, Vargas GS, et al. Fibroblast growth factor 23 is elevated before parathyroid hormone and phosphate in chronic kidney disease. Kidney Int. 2011; 79: 1370-8.
3) Fukumoto S, Shimizu Y. Fibroblast growth factor 23 as a phosphotropic hormone and beyond. J Bone Miner Metab. 2011; 29: 507-14.
4) Scialla JJ, Lau WL, Reilly MP, et al. Fibroblast growth factor 23 is not associated with and does not induce arterial calcification. Kidney Int. 2013; 83: 1159-68.
5) Bhan I, Shah A, Holmes J, et al. Post-transplant hypophosphatemia: Tertiary 'Hyper-Phosphatoninism'? Kidney Int. 2006; 70: 1486-94.
6) Evenepoel P, Naesens M, Claes K, et al. Tertiary 'hyperphosphatoninism' accentuates hypophosphatemia and suppresses calcitriol levels in renal transplant recipients. Am J Transplant. 2007; 7: 1193-200.

〈角田隆俊〉

Q39 カルシフィラキシス（calciphylaxis）とは？

　厚生労働省難治性疾患克服研究事業「Calciphylaxis の診断・治療に関わる調査・研究」（研究代表者: 林 松彦）からカルシフィラキシス診断基準が発表された．カルシフィラキシスあるいは，calcific uremic arteriolopathy は，慢性透析患者を中心として生ずる多発性皮膚潰瘍を主病巣とする疾患である．非常に稀な疾患であり，治療に関する指針はまだない．しかし，一般の認知度は高くなく今後の継続的調査が必要である．皮膚からの感染により敗血症（sepsis）を併発することが多く，その死亡率は 50%を超えるとされている．

　以下の臨床症状 2 項目と皮膚病理所見を満たす場合，または臨床症状 3 項目を満たす場合にカルシフィラキシスと診断される．

臨床症状

1. 慢性腎臓病（CKD）で透析中，または糸球体濾過量 15 mL/分以下の症例
2. 周囲に有痛性紫斑をともなう 2 カ所以上の皮膚の有痛性難治性潰瘍
3. 体幹部，上腕，前腕，大腿，下腿，陰茎に発症する周囲に有痛性紫斑をともなう皮膚の有痛性難治性潰瘍

皮膚病理所見

　皮膚生検が推奨されている．特徴的な皮膚所見は，皮膚の壊死・潰瘍形成とともに，皮下脂肪組織ないし真皮の小〜中動脈における中膜，内弾性板側を中心とした石灰化，および浮腫性内膜肥厚による内腔の同心円状狭窄所見である．
注: 特に潰瘍，紫斑にきわめて強い疼痛をともなうことは，重要な症状である．

参考所見

　カルシフィラキシスに特異的な検査所見はないが，鑑別のためにガドリニウム造影剤使用経験の調査と血清の抗核抗体・クリオグロブリン定量・抗リン脂質抗体の測定を行う．

除外診断

- 糖尿病性壊疽
- ヘパリン起因性血小板減少症
- ワルファリン潰瘍
- 全身性皮膚硬化症
- nephrogenic systemic fibrosis 初期病変

- コレステロール塞栓
- 蜂窩織炎
- クリオグロブリン血症
- ハイドレア（がん細胞を抑える薬剤）による皮膚潰瘍
- 低温熱傷
- 壊死性筋膜炎
- 下肢静脈瘤にともなう潰瘍病変
- 異所性石灰化にともなう皮膚症状

〈富野康日己〉

Q40 透析患者での結核の現状は？

一般人口における結核の現状

　一般には，わが国における結核は年間の新登録結核患者数が初めて2万人を下回り，罹患率も減少傾向が続いているが，いまだ年間1万9千人以上の結核患者が新たに登録されている[1]．日本の結核罹患率は，欧米諸国と比べて依然として高く，中蔓延国となっている．そして，既感染からの発症が比較的多いことを反映して，65歳以上の患者の罹患率が65歳未満と比べて5倍以上であり，結核罹患患者の高齢化が進行している．結核の罹患率には地域差があり，首都圏，中京，近畿地域などの大都市において高い傾向である．

透析患者における結核の現状

　透析患者は細胞性免疫能が低下しており，糖尿病性腎症の増加や高齢化もあいまって，一般人と比べて，約2〜25倍結核感染のリスクが高く，わが国における調査でも1.55〜16倍である（表1）[2]．2007〜2009年に筆者が所属する東京都多摩地区で行われた調査においても，結核の発症が140.6名/10万人・年であり，同地区の一般人口の発症率に比して8.37倍と依然高率であった[3]．

　和田らは大阪府下の透析施設への過去3年間の結核罹患のアンケートを1999年，2005年，2013年と8年毎に行っている．それによると，大阪府は全国平均に比べると結核罹患率が高い地域であるが，大阪府一般人口の結核罹患率が人口10万人・1年間あたりで，1997〜1999年66.6名（全国平均は34.6名），2003〜2005年41.2名（全国平均は22.2名），2011〜2013年27.1名（全国平均は16.7名）と明らかに低下しているのに対して，透析患者では，人口10万人・1年間あたりで，236名，234名，235名と変わらず，一般人口との相対罹患率比は増加

表1　わが国における透析患者の結核罹患率

年	報告者	罹患率(/10万人・年)	一般人口との比
1979	佐々木(成)	330	6〜16
1982	稲本	703(男性)	6.4
		788(女性)	16
1997-1999	長谷川	236.0	4.3〜8.3(大阪)
2003-2005	長谷川	234.0	
	佐々木(結)	110.6	1.55(男)2.79(女)
2007-2009	福島	140.6	8.34(東京都多摩)
2011-2013	和田	235.0	8.7(大阪)

していた．その原因としては，高齢化および糖尿病症例の増加をあげている[4]．

以上から，透析患者における結核は，依然高率にみられるといえる．

また，同じ大阪府からの報告では，結核と確定診断がつくまでの各透析施設での対応について，他の患者とは別室で透析を行っていたのは47％であるが，区別されずに透析が継続されたのが24％と比較的多かったことが報告されている．さらに，結核菌を排菌している開放性結核例は，結核病床をもつ施設への転院が78％と比較的高率である一方，自施設での透析継続が22％みられ，開放性結核を有する透析患者の紹介先が限定されることを問題としてあげており，透析患者における結核対策への公的援助の必要性を示していた．

透析患者における結核の診断

透析患者では，初感染より長期間経過後，結核菌が再び活動し発病する内因性感染による肺外結核が全結核の約半数を占めるほど多い．肺外結核の部位としては，リンパ節が最も多く，血行性伝播による粟粒結核も比較的多い．

発病時期は，透析導入1年以内が約半数である．発見のきっかけとなる症状としては，一般抗菌薬無効の発熱，リンパ節腫脹，倦怠感，膿尿などで，原因不明の発熱や咳が2～3週間以上持続する際には，胸部X線，喀痰検査などをする必要がある．一方，透析患者では，一般よりも排菌前の早期に探知されるケースが多く，透析医療機関での定期の胸部X線検査が結核の発見経路であった症例が28.6％みられ，発見経路として有用であったこと，症状が出現してから受診するまでの期間も透析患者では，2週以内が66.7％（一般人32.4％），2週から1カ月以内が16.7％（一般人13.7％）と，透析患者のほうが短期であったことが報告された．

確定診断には，結核菌を証明することが必要だが，透析患者では結核菌が検出されないことも少なくないことやツベルクリン反応の診断能が低い点が問題である．最近，血液を用いたインターフェロンγ遊離試験（interferon gamma release assay: IGRA）が一般の結核の診断に用いられることが多く有用性とされる．これは，結核菌特異蛋白である，ESAT-6，CFP-10，TB7.7を抗原として刺激されるリンパ球からのインターフェロンγを測定する検査方法であるQuantiFERON TB ゴールドやESAT-6，CFP-10に反応するインターフェロン産生リンパ球数をenzyme-linked immunospot assayで計測するTスポットTBで，免疫能が低下した透析患者でも有用性が報告されており，透析患者の潜在性結核を含めた結核診断に用いられる[5]．なお，EST-6およびCFP-10は非結核性抗酸菌である *Mycobacterium kansasii*, *M. szulgai*, *M. flavescens*, *M. gastri*, *M. leprae* からも分泌されるので陽性となるが，わが国の非結核性抗酸菌で最も多い *M. avium*, *M. ittracellulare* からは分泌されないので，陰性を示す．

潜在性結核の透析患者における割合については，海外からの報告で，QuantiFERON TB ゴールドの陽性率でみると，透析患者25％，保存期腎不全患者11.1％，透析スタッフ10.9％と透析患者で最も高い陽性率であった[6]．また，透析患者におけるQuantiFERON TB ゴールドの陽性率に関連する因子は，高齢，喫煙，結核の既往であった．

4 透析導入時の対応法─②血液透析に慣れてきた時期の対応

文 献

1) 平成 26 年結核登録者情報調査年報集計結果: (概況). http://www.mhlw.go.jp/bunya/kenkou/kekkaku-kansenshou03/14.html
2) 安藤亮一. Ⅲ 各疾患領域から見た結核の現状と問題点 3. 透析患者における結核の現状と問題点. Kekkaku. 2011; 86: 950-3.
3) 福島千尋, 渡邉洋子, 赤穂 保. 東京都多摩地域における血液透析患者の結核発症の現状. Kekkaku. 2011; 86: 857-62.
4) 和田 晃, 山川智之, 西川慶一郎, 他. 大阪府下の結核症の現況 2014. 大阪透析研究会誌. 2014; 32: 199-205.
5) Segall L, Covic A. Diagnosis of tuberculosis in dialysis patients: current strategy. Clin J Am Soc Nephrol. 2010; 5: 1114-22.
6) Shu CC, Hsu CL, Lee CY, et al. Comparison of the prevalence of latent tuberculosis infection among non-dialysis patients with severe chronic kidney disease, patients receiving dialysis, and the dialysis-unit staff: a cross-sectional study. PLoS One. 2015; 10(4): e0124104.

〈安藤亮一〉

Q41 β_2-ミクログロブリン吸着カラムの使い方

透析アミロイドーシス治療としての β_2-ミクログロブリン吸着カラム

透析アミロイドーシスは長期透析患者でみられる骨関節を病変の主座とする代表的な透析合併症である．その病態は，主に骨関節組織に β_2-ミクログロブリン（β_2-MG）を前駆蛋白とするアミロイドが沈着することにより，手根管症候群，弾発指（ばね指），破壊性脊椎関節症，骨嚢胞，その他の関節症状が起きる．

透析アミロイドーシスの治療および予防には，原因物質である β_2-MG を積極的に除去することが有効と考えられ，実際，種々の臨床症状改善や骨嚢胞の改善が報告されている[1-4]．

アミロイドーシス診療ガイドライン 2010 では，透析アミロイドーシスの治療に関して，血液濾過透析（HDF）や血液濾過（HF）など高効率に β_2-MG を除去できる透析方法による発症予防とともに，β_2-MG 吸着カラムも症状の進行抑制に有効としている[5]．

β_2-MG 吸着カラムは，セルロースビーズにヘキサデシル基をリガンドとして固定させたもので，分子ふるい効果および疎水性相互作用により，分子量 11,800 の疎水性蛋白である β_2-MG を吸着する．β_2-MG の除去量は使用するカラムのサイズによって異なるが，約 200 mg/回である（表 1）[6,7]．また，その他の分子量 4,000〜20,000 のペプチドや蛋白質も吸着する作用があり，炎症性サイトカインの吸着もみられ，このことが症状改善に関連することが示唆される[8]．

表1 各 β_2-MG 吸着カラム使用時の β_2-MG クリアランスと β_2-MG 除去量

型式	β_2-MG クリアランス（mL/分）	β_2-MG 除去量（mg）
S-35（n=21）	60.1±6.5	219.5±60
（n=6）	56.0	
S-25（n=6）	44.0	
S-15（n=21）	28.0±3.6	193.6±58.3

（下條文武, 他. 透析会誌. 2013; 36: 117-23[6]および下條文武, 他. 透析会誌. 2008; 41: 301-4[7]より改変して引用）

適応（表2）

透析アミロイドーシスで，高度の運動障害などにより日常生活が著しい制限を受けている重篤な患者が適応となる．臨床症状（関節痛，手指動作等の ADL の障害）が導入の目安となる．すなわち，β_2-MG 吸着カラムは進行した透析アミロイドーシスにのみ使用可能で，発

> **表2** β_2-ミクログロブリン吸着カラムの適応基準
>
> 関節痛を伴う透析アミロイド症で a〜c の要件をすべて満たすもの.
> 　a．手術または生検により β_2-ミクログロブリンによるアミロイド沈着が確認されている
> 　b．透析歴が 10 年以上であり,以前に手根管開放術を受けている
> 　c．骨嚢胞像が認められる

症予防に使用はできない.保険上の適応は表2に示す.使用期間は1年を限度とし,治療終了後,症状の再発があれば,さらに1年使用可能である.

使用方法

S-35（充填容積 350 mL）,S-25（充填容積 250 mL）,S-15（充填容積 150 mL）の3種類があり,一般の患者には,S-35 を使用する.S-25 や S-15 は,体外循環血液量が増加し,そのことによる副作用を起こすか,あるいは起こす危険性が高いと考えられる以下の患者に対して使用する.①高齢者,②合併症（低血圧,心不全）のある患者,③透析中に昇圧剤を必要とする患者.

透析と併用することが原則であり,ダイアライザーの前に直列で接続するが,ダイアライザーの後ろに直列で接続したほうが除去効率がよいという報告もある.

操作手順は添付文書にあるが,洗浄はヘパリン加生理食塩液を用いて,流速 50〜150 mL/分の場合は 1,000 mL 以上を,流速 150〜500 mL/分の場合は 1,500 mL 以上で行う.また,大半の全自動プライミングのコンソールにも使用可能である.血液流量は 100〜250 mL/分を標準とし,抗凝固薬はヘパリンを1時間あたり 1,000〜1,500 単位投与する.

使用上の注意点・副作用

ジギタリス,インスリン,シメチジンなどの薬剤の吸着が確認されており,これらの薬剤を使用中の症例では注意を要する.

血圧低下が主要な副作用であり,さらに血小板減少や吸着カラムへの残血による貧血が問題となることもある.前述したように,サイズの選択である程度血圧低下を軽減することができる可能性がある.

文　献

1) Gejyo F, Kawaguchi Y, Hara S. Arresting dialysis-related amyloidosis: a prospective multicenter controlled trial of direct hemoperfusion with a beta2-microglobulin adsorption column. Artif Organs. 2004; 28: 371-80.
2) Gejyo F, Amano I, Ando T, et al. Survey of the effects of a column for adsorption of β_2-microglobulin in patients with dialysis-related amyloidosis in Japan. Ther Apher Dial. 2013; 17: 40-7.
3) Abe T, Uchita K, Orita H, et al. Effect of beta (2)-microglobulin adsorption column on dialysis-

related amyloidosis. Kidney Int. 2003; 64: 1522-8.

4) Kuragano T, Inoue T, Yoh K. Effectiveness of $\beta(2)$-microglobulin adsorption column in treating dialysis-related amyloidosis: a multicenter study. Blood Purif. 2011; 32: 317-22.

5) 厚生労働省難治性疾患克服研究事業アミロイドーシス調査研究班. アミロイドーシス診療ガイドライン 2010. http://amyloid1.umin.ne.jp/guideline2010.pdf

6) 下條文武, 天野 泉, 中澤了一, 他. β_2-ミクログロブリン吸着器リクセル S-15 および S-35 の臨床的検討(多施設共同研究). 透析会誌. 2013; 36: 117-23.

7) 下條文武, 天野 泉, 小野利彦, 他. β_2-ミクログロブリン吸着器リクセル S-25 の臨床検討―短期使用報告(多施設共同研究). 透析会誌. 2008; 41: 301-4.

8) 中谷 勝, 古吉重雄, 高田 覚, 他. 透析アミロイドーシス治療用直接血液灌流吸着器『リクセル』の吸着特性. 人工臓器. 1988; 27: 571-7.

〈安藤亮一〉

Q42 維持透析と認知症との関連は？

超高齢化社会に突入しているわが国では，2025年には認知症が700万人まで増加し，実に65歳以上の5人に1人が認知症に罹患するといわれている．そのため各地域に認知症初期集中支援チームを確立することが，現在各市町村の必須事業になっている．

2009年末の日本透析医学会の調査では，回答のあった施設透析患者の10.3％が認知症であり，男女比では女性優位で，その有病率は非透析集団と同様に糖尿病合併例や脳血管障害合併例で高く，加齢とともに増加する傾向が認められた．

一般に透析患者は内服薬の種類が多く，認知機能の障害による遵守率の低下は内服薬療効果に直接悪影響を及ぼし，徘徊に代表される周辺症状と称される行動・心理症状は長時間の安静を必要とする血液透析治療自体の遂行を困難にする．そのため透析医療における認知症の臨床的意義はきわめて大きく，各透析施設・部門における認知症対策の重要性は今後ますます増加することが予想される．

透析患者における認知機能障害（CI）の特徴および透析治療期間と認知症発症の関係

透析患者に対してMini-Mental State Examination（MMSE）を実施した調査によれば，透析患者における認知機能障害（cognitive impairment: CI）の罹患率は同年健常者の2倍以上である30〜60％に及ぶとされている．そして，その認知機能障害の病型は，記憶障害が主体のアルツハイマー型CIよりも，遂行機能障害が主体の脳血管型CIが多いといわれている[1]．透析患者における認知機能障害の原因として，脳血流速度低下による酸素供給不足である可能性が示唆されており，ESA製剤による腎性貧血改善により，Wechsler Adalt Intelligence Scale（WAIS）による知能検査結果や脳波指標も改善することが知られている[2]．すなわち，透析患者における認知機能障害は，非可逆的な器質的異常ではなく，ESA製剤投与による腎性貧血治療により可逆的に改善し得る機能的異常と考えられており，透析患者での認知機能障害に関するこの知見は，透析患者に特異的な重要な事実であると思われる．

最近の日本透析医学会の「透析歴と認知症の合併率」に関する調査では，予想に反し，どの年齢層でも，透析歴の増加（透析の長期化）とともに認知症合併率が低下する事実が認められた[3]．一方，アルツハイマー病において脳内に蓄積するアミロイドβ蛋白濃度は透析療法の実施に伴い経時的に減少することが報告されており，透析患者において日常的に用いられているESA製剤は，神経系のEPO受容体を介した神経保護効果を有し，ESA製剤使用により早産児の認知予後改善効果が認められた報告もある．したがって，透析療法それ自体もしくは長期間にわたり広く使用されているESA製剤が，認知症発症抑制に関与している可能性も否定できない．

認知症の病型診断・鑑別診断と治療

一般的に高齢になるほど純粋なアルツハイマー型認知症は減少し，血管性認知症を合併した狭義の混合型認知症の割合が増加する．通常のMRI検査では認知症の病型の鑑別は困難であり，脳血流SPECT検査により大脳後方連合野（頭頂側頭葉や後部帯状回）の血流低下所見があればアルツハイマー型認知症の関与が積極的に示唆され，いわゆる抗認知症薬の投与を積極的に考慮し，MRIやCT検査にて陳旧性の脳梗塞病変優位であれば抗血小板薬の投与を考慮する．ただし最近の報告では脳血管性認知症例の80％に，MRI T2＊強調像で大脳基底核中心部に微小出血が認められたという報告がある．かかる微小出血病変を有する例は，特に日本人において脳出血リスクを有意に高めるという報告もあるため，抗血小板薬の安易な導入は避けるべきと思われ，抗血小板薬を投与する際には厳格な血圧コントロールを心がけるべきである[4]．また，慢性血液透析症例は他の抗凝固療法・抗血小板療法実施例などと同様に，慢性硬膜下血腫のリスクと考えられており，認知症に類似した精神症状に，片麻痺や頭痛などの症状が伴っている場合には慢性硬膜下血腫の可能性を考え，頭部CTスキャンを実施するべきである．

一方，週3回4時間程度の安静を必要とする血液透析治療においては，認知症の中核症状である健忘や見当識障害よりも，周辺症状と称される行動・心理症状（BPSD），なかでも焦燥，興奮，幻覚などの陽性症状は，透析治療遂行に大きな障害となる．そのため，かかる症状を有する認知症に対してはコリン分解酵素阻害薬ではなく，NMDA受容体拮抗薬であるメマンチン塩酸塩の投与を検討する．この薬剤でも行動・心理症状のコントロールが不十分で透析遂行が困難な場合には，抗精神病薬の投与も検討する．抗精神病薬を投与する際は，錐体外路症状，遅発性ジスキネジアの副作用がより少ない非定型抗精神病薬を用いる．抗精神病薬投与により行動・心理症状が抑制でき，透析治療が円滑に遂行できること自体は大きなメリットであるが，わが国においては認知症に対する抗精神病薬の有効性に関する十分なエビデンスはないため，転倒，起立性低血圧，過鎮静などの死亡リスク増加につながる副作用については，家族・関係者と共有しておくべきである．

認知症透析症例に対するケアマネージメントと終末期医療

認知症は，医療の枠を超えて地域全体で対応しなければならない疾病であり，それは透析患者でも同様である．近年病院の入院期間短縮化の流れを受け，医療依存度の高い居宅認知症患者が増加しており，介護施設でも同様の傾向が認められる．そのため透析医療において大きな役割を占める外来透析施設においても，ケアマネジャー，訪問看護ステーション，在宅医療支援診療所など専門領域や職種を超えた連携が不可欠であり，日常的な連携を通じて認知症ケアのスキルを向上させるべく努める必要がある．このような日常的連携を通じて得られた外来透析施設における認知症ケアの仕組みこそが，事前指示書などの意思表示を適切に反映させた認知症透析患者の在宅看取りにつながる重要な鍵となる[5]．

文 献

1) Madero M, Gul A, Sanak MJ. Cognitive function in chronic kidney disease. Semin Dial. 2008; 21: 29-37.
2) Pickett J, Theberge DC, Brown WS, et al. Normalizing hematocrit in dialysis patients improve brain function. Am J kidney Dis. 1999; 33: 1122-30.
3) 日本透析医学会統計調査委員会. 図説 わが国の慢性透析療法の現況(2009 年 3 月 31 日現在). 日本透析医学会; 2010. p.57.
4) 日本脳卒中学会脳卒中ガイドライン委員会, 編. 脳卒中治療ガイドライン 2015. 東京: 協和企画; 2015. p.151.
5) 小澤 尚, 村上京子, 海津明子, 他. 外来透析施設で取り組む「終末期医療」のあり方とは? Modern Physician. 2013; 33: 1119-22.

〈小澤 尚〉

維持透析と悪性腫瘍との関連は？

　維持透析患者における悪性腫瘍の発生頻度を非透析一般集団と比較する際には，観察期間，年齢階級などに配慮した適切な疫学調査に基づく評価が必要である．これらの点を十分に配慮したわが国の特定地域での調査では，維持透析患者は非透析一般集団と比較して悪性腫瘍の罹患率が高率である事実が報告されている．維持透析患者で悪性腫瘍の罹患率が高い原因の一つとして，透析患者における免疫能の異常，すなわち免疫学的監視機構に重要な役割を演じるリンパ球サブセットの減少など，宿主側の防御機構の低下が推察されているが，おそらく他の複合的な要因も関与していると思われる[1,2]．

　本稿では，透析患者で罹患率が高い悪性腫瘍の臨床的特徴と，悪性腫瘍合併透析患者の管理面で，きわめて重要な課題である終末期（がん末期）医療のあり方を中心に述べる．

透析患者において罹患率の高い悪性腫瘍とその特徴

透析患者特有の悪性腫瘍〜透析腎がん〜

　従来から，透析療法の長期化により萎縮腎に後天性囊胞性腎疾患（acquired cystic disease of the kidney: ACDK）が多発し，その部位に腎がん発症の頻度が高いことが知られている．病理組織学的特徴として全例にACDKが合併しているという一般腎がんとは異なる際立った特徴があるが，その組織型については，乳頭状腎がんが多いという報告，大部分 conventional type（淡明細胞がん，顆粒細胞がん）であるとする報告などさまざまである．これは，透析腎がんが，わが国の癌取扱い規約では特殊な腎がんとして記載されており，明確な病理組織分類がされていないためと思われる．

　適切に透析腎がんを診断し，罹患腎を摘除した場合，がん特異的5年生存率は90％以上とされ，透析腎がんの予後は一般に良好である．しかし透析腎がんの場合，病期分類や組織学的異型度以外に，透析期間が独立した予後規定因子であり，透析期間が長期化し20年以上になるとがん特異的生存率も有意に低下する事実が知られている．

　透析腎がんは，萎縮腎あるいはADCKに腫瘍性病変を検出することにより診断され，半数以上の例が偶発がんである．したがって，その診断に際して最も重要なのは，超音波検査などによる定期的なスクリーニング検査である．適切なスクリーニング間隔についての一定の見解はないが，腎摘除後の予後の観点から長期透析例ではスクリーニング間隔を短くすることを考慮すべきである[3]．

透析患者での合併症の精査・治療の過程で検出頻度が増加していると考えられている悪性腫瘍～甲状腺がん～

透析患者の甲状腺がんの罹患率は，一般集団に比較して20倍以上であることが報告されている．しかしこの甲状腺がんのほとんどすべてが，腎不全に伴う二次性副甲状腺機能亢進症の精査の際のエコー検査の際もしくは腫大した副甲状腺摘除術の際に偶然発見されたもので，そのほとんどすべてが微小がんである．透析患者の副甲状腺摘出術実施例の調査でも，その5～6%に甲状腺がんが認められたとする報告もあるが，非透析患者においても病理解剖の際甲状腺の潜在がんが高頻度で発見されている事実もある．したがって，透析患者に高頻度に甲状腺がんが発見されるのは，透析患者の一般的合併症である二次性副甲状腺機能亢進症のスクリーニング目的で頸部超音波検査が適宜実施され，一定サイズ以上に腫大した副甲状腺が認められれば副甲状腺摘除＋自家移植が行われるという，非透析患者とは異なる特殊な臨床的背景があるためである．そのため透析患者における甲状腺がんの高い罹患率の解釈については，この点についての考慮が必要である[4]．

非透析一般集団と比較して高い罹患頻度が報告されている悪性腫瘍～大腸がんなど～

透析患者における大腸がんの罹患数は，非透析集団から推定する期待数の4.2倍であったとする報告がある．この大腸における発がんの危険因子としては，透析患者における高脂肪食や常習の便秘などの可能性が示唆されている．さらに透析患者における大腸がんの予後は非透析患者よりも不良であるという報告もあるため，透析患者においては定期的な便潜血反応検査や大腸検査を実施すべきと思われる．透析患者における他の臓器の悪性腫瘍の発生頻度については報告によりさまざまであり，膀胱がん，乳がんなどの発生頻度が高いとする報告もある．

悪性腫瘍合併透析患者と終末期医療

日本透析医学会の2014年の報告によれば，悪性腫瘍は死亡原因の第3位であり長期的には漸増傾向が認められる[5]．また2014年に発表された「維持血液透析の開始と継続に関する意思決定のプロセスについての提言」によれば，維持血液透析の見合わせについて検討する状態として，「悪性腫瘍などの完治不能な悪性疾患を合併しており，死が確実に迫っている状態」が例示されている．

一方，今後のわが国の基軸となる医療政策として，入院医療への依存の低減が図られている．すなわちそれは，入院医療が中心であった20世紀型医療から日常生活圏域を中心とした地域ケアへの転換の推進である．このような枠組みのなかで，在宅療養支援診療所の制度化をはじめ，在宅ケア，在宅看取りに対しての診療報酬の整備が進み，介護報酬でも介護施設においてターミナルケア加算を認めるなどして，看取る体制構築に向けての取り組みがなされている．特に「がん末期」は，現在の介護保険制度において40～60歳でも介護保険サービスが利用可能な特定疾病に指定されている．したがって，悪性腫瘍合併透析患者で「がん末期」の病期に相当すれば，介護保険を利用した在宅医療・ケアの適用を受けることができる．

現在，在宅で適用可能な医療行為としては，疼痛コントロールをはじめとして，腹腔・胸腔穿刺排液，輸液管理，皮下点滴・TPN（ポンプ）管理，在宅酸素療法，気切管理，経管栄養管理，経鼻胃管留置・胃瘻交換（バルーン型のみ），膀胱バルーン留置などあり，医療依存度の高い症例でも対応することが可能である．今後未曾有の超高齢化社会に突入するわが国において，「看取り難民」「死に場所難民」が大きな社会問題化する可能性が高く，それは透析患者においても例外ではない．今後は透析医療に従事するスタッフも，在宅医や訪問看護師と連携した「維持透析見合わせ」の合意形成や「在宅看取り」につながる意思決定支援など，「がん末期」の透析患者への対応能力も問われるようになることは間違いないと思われる．

文 献

1) 吉田栄一，堀見忠司，二宮基樹，他. 慢性腎不全患者における悪性新生物発生に関する臨床的および免疫学的研究. 癌の臨床. 1985; 31: 1403-6.
2) 二木 源，宍戸 洋，門間弘道，他. 維持透析患者にみられた悪性腫瘍例の検討. 透析会誌. 1986; 19: 835-42.
3) 瀬戸口志保，中澤速和，伊藤文夫，他. 透析期間 20 年以上の透析患者における腎癌の臨床病理学的検討. 透析会誌. 2007; 40: 643-7.
4) 林 春幸，林 秀樹，村田 紀，他. 透析施設における維持透析患者の悪性腫瘍の罹患率. 透析会誌. 1986; 19: 835-42.
5) 日本透析医学会統計調査委員会. 図説 わが国の慢性透析療法の現況（2014 年 12 月 31 日現在）. 日本透析医学会; 2015. p.26.

〈小澤 尚〉

かゆみの治療法は？ 新しい薬剤は？

透析患者にとって，かゆみはQOL（quality of life）の低下だけでなく，生命予後に影響する重大な合併症である[1]．かゆみは，掻きたいという欲望をもたらす不快な感覚である．かゆみ刺激は掻破を誘導する．掻破は角化細胞からの炎症性サイトカインを遊離させる．その結果，かゆみ刺激→掻破→炎症性サイトカインの放出→皮膚における炎症反応の拡大→かゆみ刺激の増悪→掻破→……という悪循環（itch scratch cycle; かゆみと掻破の悪循環）が成立する[2]．かゆみの発症機序は疾患ごとに異なるため，かゆみの発症機序に応じた治療法を選択することが重要である．

かゆみは，末梢性と中枢性に分類される．末梢性のかゆみは，表皮・真皮境界部に終焉するC神経線維自由神経終末の活性化によって生じる．C線維神経終末が，機械的・化学的ないし電気的刺激や温熱刺激により活性化されると，神経線維に活動電位が生じる．このシグナルが脊髄-脊髄視床路から大脳皮質へ伝わり，かゆみとして感じられる[3]．ヒスタミンは末梢性のかゆみにおいて神経終末の刺激因子として最も重要な物質であり，抗ヒスタミン薬によって末梢性のかゆみの多くは抑制可能である．

モルヒネなどのオピオイドによって生じるかゆみは中枢性であり，抗ヒスタミン薬によって抑制できない．オピオイドペプチドはオピオイド受容体（μ, κ, δ, ノシセプチン）に結合して作用する．このうち，かゆみに関与するのはμ-オピオイド系とκ-オピオイド系であり，μ-オピオイド系が優位であるとかゆみが強くなり，κ-オピオイド系が優位になるとかゆみが治まるという関係がある[4]．

透析患者のかゆみに対する治療

透析患者のかゆみ治療として，①皮膚の乾燥（ドライスキン）対策，②透析条件の変更，③慢性腎臓病に伴う骨-ミネラル代謝異常（CKD-MBD）対策，④抗ヒスタミン薬，⑤ナルフィラフィン（レミッチ®）があげられる．

① ドライスキン対策

ドライスキンは90%以上の透析患者で認められる．ドライスキンでは表皮・真皮境界部で終焉する神経線維が表皮内・角層直下まで伸長しているため，皮膚は刺激に対し通常より過敏になり，軽度の外部刺激に反応してかゆみが生じる．ドライスキン対策は皮膚の刺激に対する閾値を上昇させ，かゆみと掻破の悪循環を断ち切る効果が期待される[5]．実際には，保湿薬の頻回使用，刺激の少ない下着の着用，入浴はぬるめの温度（37〜40℃）にする，入浴の際はタオルでこすりすぎない，石鹸の使用制限，部屋の湿度を50〜70%程度に保つなどが

推奨される．保湿薬は皮膚が水分を吸収している入浴後に使用すると，保湿効果が強まる．また，保湿薬を塗布する前に皮膚を軽く湿らせるのもよいとされている[6]．

② 透析条件の変更

透析療法に起因するものとして，溶質除去が不十分なことによる中分子尿毒素の蓄積がかゆみの原因として指摘されている．中分子尿毒素が直接ないしヒスタミンなどを介して作用し，末梢性のかゆみを生じさせると考えられる[7]．近年，B型ナトリウム利尿ペプチド（BNP）が脊髄後角におけるかゆみの神経伝達物質であることが明らかにされ，透析患者における高BNP血症とかゆみの相関が報告されている[8]．頻度は少なくなったが，ダイアライザーと血液の接触により補体が活性化し，インターロイキン-1（IL-1）などのサイトカインが産生されることによって生じるかゆみや，滅菌に使われる残留エチレンオキサイドガスに対するアレルギー反応によるかゆみも存在する[7]．

これらの知見より，適切なダイアライザーの選択，中分子の溶質除去効率の向上や血中BNPの低下を目指した透析時間・脱血量・ドライウエイトなどの透析条件の変更や血液濾過透析（HDF）などが，かゆみ対策として期待できる．

③ CKD-MBD 対策

慢性腎臓病に伴う骨・ミネラル代謝異常（CKD-MBD）で最も頻度が高い二次性副甲状腺機能亢進症でかゆみが生じたが，副甲状腺摘除後24～48時間で劇的にかゆみが消失したとの報告がある[7]．また，CKD-MBDと関連する高カルシウム血症および高リン血症もかゆみと関連する可能性がある．CKD-MBD対策は，骨および心臓・血管の病変を抑制することを目的に行われているが，かゆみ対策としても有効であると考えられる．

④ 抗ヒスタミン薬（H₁受容体拮抗薬）

抗ヒスタミン薬は，末梢性のかゆみに対して効果が期待され，古くから透析患者に対しても使用されている．第1世代の抗ヒスタミン薬は，抗コリン作用および中枢神経系抑制作用があるにもかかわらず，以前からの処方パターンの踏襲に加え，薬価の安さなどを理由に現在でもかなりの頻度で処方されている．また，かゆみに対するエビデンスレベルが高く，副作用が少ないフェキソフェナジンをはじめとする第3世代の抗ヒスタミン薬が推奨される[9]．

⑤ 新しいかゆみ治療薬・ナルフィラフィン（レミッチ®）

透析患者の強いかゆみは，抗ヒスタミンが奏効しない中枢性のかゆみであることが多い．これらの患者では，かゆみを誘発する μ-オピオイド系内因性ペプチドの β エンドルフィンの血中濃度が上昇し，かゆみを抑制する κ-オピオイド系内因性ペプチドのダイノルフィンとの比が高値を示すことが知られている．透析患者の難治性かゆみの治療薬として新しく開発されたナルフィラフィン（レミッチ®）は，κ-オピオイド受容体作動薬であり，κ受容体に結合して κ-オピオイド系を優位にすることでかゆみを抑制する[4]．

おわりに

　透析患者のかゆみに対し，現在行われている治療を概説した．かゆみのつらさは他人にはわかりづらいため，透析患者特有のかゆみを正しく理解し，共感的な態度で患者に寄り添う精神的なケアも重要である．

文 献

1) Kimata N, Fuller DS, Saito A, et al. Pruritus in hemodialysis patients: results from the Japanese Dialysis Outcomes and Practice Patterns Study (JDOPPS). Hemodial Int. 2014; 18: 657-67.
2) 髙森建二．皮膚掻痒．Medicina．2014; 51: 842-7.
3) Schmelz M, Schmidt R, Bickel A, et al. Specific C-receptors for itch in human skin. J Neurosci. 1997; 17: 8003-8.
4) 根木 治，髙森建二．血液透析患者にみられる皮膚疾患—かゆみのメカニズムと合併症への対策．診断と治療．2013; 101: 1049-53.
5) 髙森建二．透析患者の皮疹．Medicina．2014; 51: 880-4.
6) 大谷道輝．皮膚外用剤の基礎知識⑫ 保湿剤の使い方．マルホ(株)ホームページ．http://www.maruho.co.jp/medical/academic/infostore/index.html
7) 喜多野征夫．尿毒症性掻痒症．綜合臨床．2001; 50: 3318-9.
8) Shimizu Y, Sonoda A, Nogi C, et al. B-type (brain) natriuretic peptide and pruritus in hemodialysis patients. Int J Nephrol Renovasc Dis. 2014; 7: 329-35.
9) 川島 眞，江藤隆史，江畑俊哉，他．アレルギー性皮膚疾患におけるエビデンスに基づいた抗ヒスタミン薬の選択．臨床皮膚科．2008; 62: 8-15.

〈清水芳男〉

口腔ケアの意義と方法は？

口腔ケアとは，「口腔の疾病予防，健康保持・増進，リハビリテーションによりQOLの向上をめざした科学であり技術である」と日本口腔ケア学会で定義されている．透析患者の増加に伴い全身合併症のみならず口腔合併症による歯周病の罹患率も多く，その予防が患者のQOL向上には必要不可欠であり，今日では透析患者の口腔ケアの重要性が提唱されている．

腎疾患と口腔合併症について

腎性高血圧症・腎硬化症が薬剤性歯肉増殖に及ぼす影響

発生機序は不明であるが，Ca拮抗薬によりCa^{2+}イオンの細胞内流入が阻害され活性化された線維芽細胞のコラーゲン産生亢進や細胞外基質成分の分解抑制により歯肉肥厚が生じ，歯肉炎や歯周病の悪化をきたす．

糖尿病性腎症が口腔内環境に及ぼす影響

糖代謝異常に伴う高浸透圧利尿作用で多尿となり口渇を生じる．また，唾液腺の機能的および器質的変化や，インスリン欠乏・感受性低下が直接作用し唾液分泌能低下となり口腔乾燥をきたし，唾液の働き（自浄作用，抗菌作用，再石灰化など）が抑制される．そのため，糖尿病に伴った慢性歯周炎や齲蝕，口臭，口腔カンジダなどが口腔疾患へ負のスパイラルを招く．

ネフローゼ症候群，慢性糸球体腎炎が顎骨に及ぼす影響

ステロイド長期投与に伴うステロイド性骨粗鬆症の治療として，ビスホスホネート（BP）製剤が推奨されている[1]．経口BP製剤長期投与（3年以上）患者の口腔外科手術（抜歯や顎骨侵襲手術）や侵襲的歯科治療（歯周外科など），歯科インプラント埋入手術等では，BP系薬剤関連顎骨壊死（BRONJ）の発症に注意し，口腔衛生予防が必要である．

口腔ケアの指導管理（セルフケアとプロフェッショナルケア）と介助用品

セルフケア

1) 口腔清掃の重要性について（家族および患者教育）

透析導入によりさまざまな合併症をともないADLの低下や体調不良などを生じ口腔内環境を悪化させている．顎口腔領域では歯周病，齲蝕，口腔カンジダなど歯科的疾患が重症感染症を併発する恐れがあることを示唆し，個々に合わせた口腔ケア（義歯の手入れなど）の教育的指導を行うことが大切である．

2) 透析患者のブラッシング指導

① 歯ブラシの選び方（透析患者推奨：毛先の種類：ミディアムソフト〜ソフト，形状：普通，

ヘッドサイズ: レギュラー，材質: ナイロン製）

プラーク除去効果は，ヘッドサイズで相違がある．握り方は鉛筆持ちで，歯肉をマッサージするよう小刻みに行う．毛先が扱えれば透析患者でもスモールヘッドをお勧めするが，末梢神経障害によるブラッシング困難な場合にはレギュラーヘッドを推奨している．手根管症候群など手が不自由な場合には，電動歯ブラシが適しているが，毛先の当て方が悪いと効果が発揮されないため，きちんとした指導が必要である．

② 歯磨剤の選び方

泡立ちがよく洗浄力の高い合成界面活性剤（ラウリル硫酸ナトリウム）配合の歯磨剤は，粘膜刺激性が高いため，透析患者では口腔粘膜への刺激を避けたフッ素含有の歯磨剤を選択することが望ましい．

③ その他（最新機器）

超音波歯ブラシ: 歯ブラシヘッド部分に高周波超音波（1.6 MHz）発生装置を内蔵したものである．細菌のバイオフィルムを分解し飛散することでの高い抗菌力と細胞膜直接作用による再生助長効果が，骨や歯肉を活性化させるため，歯周病改善促進効果が期待されている．

エアーフロス: 歯間部洗浄専用で空気と水をミクロに高速噴射し歯垢や食残を除去し歯肉炎や口臭を防ぐ．歯ブラシと併用することでプラーク除去効果が期待できる．

ウォーターピック: デンタルフロスや歯間ブラシが苦手な場合に，脈動性ジェット水流（1,200 回/毎分）で口腔内洗浄（歯間部〜歯肉縁下まで）を行うことができる．

3）口腔機能訓練指導

又賀ら[2]は透析患者の安静時混合唾液分泌量は健常者の 1/4 と報告しており，口腔乾燥予防のため唾液腺マッサージや舌のストレッチを意識的に継続させ，唾液の分泌を促進させることが大切である．

4）食生活指導

歯の表面（エナメル質）は pH 5.5 以下で酸によるカルシウム脱灰が生じる．齲蝕歯はブラッシング不良による細菌の停滞と酸によって歯が溶解（酸蝕症）され生じる．糖尿病性腎症や透析の患者などは，塩分や蛋白質などの摂取制限と十分なエネルギー確保が必要であるが，食生活のなかで酸性食品（図 1）を過剰に摂取しないよう指導することが大切である．

プロフェッショナルケア（歯科医師・歯科衛生士）

1）透析患者に携わる医療従事者への教育的講演

口腔ケアに対する意識の向上や口腔管理の重要性を理解していただくために院内勉強会を行い，透析室スタッフから透析患者に積極的に歯科医院への受診を促すことが大切である．

2）透析患者の口腔細菌叢の検討

金子ら[3]は，口腔常在菌叢について健常成人の検出率の高い菌種を高齢者においても維持することが下気道感染の予防につながることを示唆し，また高齢者の唾液細菌叢の構成が歯の状態によって変動することも明らかにしている．これを踏まえ透析患者の口腔ケアも事前に口腔内細菌を検査し，歯性感染症に対する抗菌療法および不顕性肺炎への予防法や治療に役立てたい．

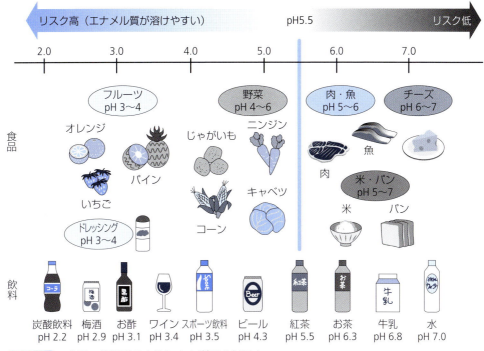

図1 食品・飲料別のカルシウム脱灰のリスク
(監修：東京医科歯科大学大学院う蝕抑制学教室より)

3) 注意すべき点

① 歯科的処置

透析施行時には抗凝固剤(ヘパリン)を使用し，透析直後は循環動態が不安定なため歯科的処置は控え，歯周基本治療や観血処置は非透析日(午前中)に行うことが望ましい．

② 出血時の対応

観血的歯科処置が午前中であれば止血困難な場合への対応ができ，止血シーネやパック(コーパック®)再縫合等の対応が迅速にできる．

③ 歯科的異物落下による誤飲

透析による口腔合併症が歯牙の動揺を招くケースもあり，歯科的異物誤飲には注意しなければならない．口腔ケア時には，異物誤飲予防のためにガーゼを口腔内に広げて落下時の嚥下防止をする．

④ 垂れ込みによる誤嚥性肺炎

観血的歯科治療や口腔ケアは，介助者と連携して短時間で行い，誤嚥防止を図る．また人工呼吸管理中の口腔ケアは，挿管チューブの固定位置をずらさないよう気を付けながら，誤嚥防止のためカフ圧をやや高めに設定($40〜50$ mmH$_2$O)し口腔ケアを行うことが大切である．

介助用品

1) セルフケア用品(図2)
2) プロフェショナルケア介助用品(図3)

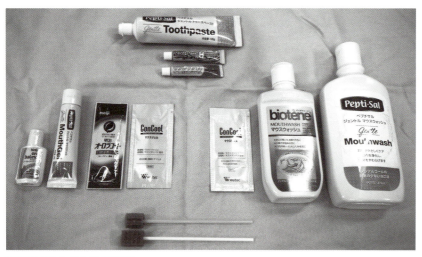

図2 セルフケア用品

- 口内保湿・湿潤(中段・左方より): Biotene Oral balance LIQUID, Pepti・Sal gentle mouth Gel, 明治オーラコート, ConCool マウスジェル
- 粘膜ケア器具(下段): メイドライン・スポンジブラシ
- 低刺激性・保湿洗口液(中段・右方より): Pepti・Sal gentle mouthwash, Biotene マウスウォッシュ, ConCool マウスリンス
- 低刺激性・保湿歯磨剤(上段・上方より): Pepti・Sal gentle Toothpaste, リフレケアH・フレッシュ

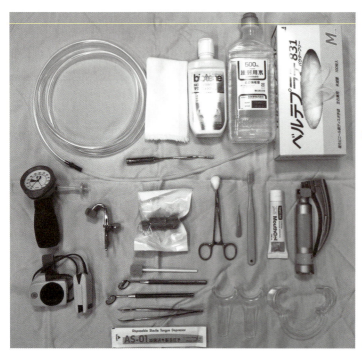

図3 プロフェッショナルケア介助用品

(上段・左方より)吸引チューブ, 吸引カテーテル14 Fr, 吸引嘴管, 滅菌ガーゼ, マウスウォッシュ, 蒸留水, ゴム手袋.
(中段・左方より)ハイ・ロー・ハンドカフ圧ゲージⅡ, 丹下氏万能開口器, バイトブロック, 生食綿球, 歯間ブラシ, 歯ブラシ, マウスジェル, 喉頭鏡.
(下段・左方より)パルスオキシメーター, スポンジブラシ, デンタルミラー, ピンセット, 木製舌圧子, 口角鈎, アングルワーダー

4 透析導入時の対応法─②血液透析に慣れてきた時期の対応

まとめ

透析患者の QOL 向上を目指すには，まず医療介護スタッフへの教育を継続し口腔ケアの重要性と口腔合併症を理解させ，透析患者に歯科医院へ受診させることが大切である．しかし透析患者は自己管理能力が低い傾向があるため容易ではない．そのため充実した口腔ケアを実施するためには，御家族の協力やかかりつけ歯科医院との連携による定期的な専門的口腔ケアと患者教育の実施が，透析患者の QOL 向上に役立つであろう．

文 献

1) 日本骨代謝学会 ステロイド性骨粗鬆症の管理と治療ガイドライン改訂委員会，編．ステロイド性骨粗鬆症の管理と治療ガイドライン 2014 年改訂版．大阪大学出版会; 2014.
2) 又賀 泉，鈴木正司．透析患者の歯科的諸問題．透析会誌．2003; 3: 400-6.
3) 金子明寛，中戸川倫子，佐藤 勉，他．要介護高齢者の口腔ケアに必要な口腔細菌の検討 唾液内細菌叢の検索．歯医学誌．2010; 29: 82-6.

〈水澤伸仁〉

Q46 フットケアの意義と治療への新しい取り組みは？

フットケアの意義

透析患者は一般人口に比べて四肢切断率の高いことが知られている．本邦における透析患者の四肢切断率は2000年の1.6％から2005年に2.6％，2014年には3.7％と右肩上がりに増加している[1]．切断を受けた透析患者の予後は不良で1年以内に50％，5年で80％が死亡している．なかでも原疾患が糖尿病の透析患者は，非糖尿病透析患者に比べ四肢切断のリスクは10倍高率で，切断を受けた透析患者の2/3は切断後2年以内に死亡している．

医療従事者が患者の足を守るために行う行為や指導のことをフットケアといい，透析患者に対するフットケアの意義は，視診と触診，検査などによって患者の足の状態を確認し，下肢切断を未然に防ぐことである．具体的には，左右の皮膚の色調変化（挙上試験，下垂試験），足の太さ，体毛の違いなどをよく観察し，脈の触診を行って血流が滞っていないかを適切に判断する．ベッドサイドで簡単にできる検査には，下腿上腕血圧比（ABI），皮膚灌流圧，経皮的酸素分圧などがあり，より精密な検査としては下肢動脈超音波検査やCT，MRI，血管造影などがある．

透析患者の末梢動脈疾患（PAD）は膝関節以下の末梢で，高度の石灰化が特徴である．さらに透析患者は糖尿病罹患率も高く，その合併症である末梢神経障害のために痛みを訴えないことが多い．そのため，無自覚であってもフットケアの足観察で怪我や，水疱，内出血，壊死などをみつけることも少なくない．

巻き爪や胼胝などに対しては適切な処置を施して保湿，保清の指導を行うことが大切であり，足に合った靴を作成するなどのフットウエア対策も重要である．すべての患者に対しフットケアを最低毎月行うことが必要と思われるが，透析施設に通う患者は多く，医療従事者の人員不足のために実践できている施設はわずかではないかと思われる．その対策としては，まず，すべての患者のリスク分類を行って，リスクの高い患者を重点的にケアするなどケアの順位化を図ることも1つの方法である（図1）．

治療への新しい取り組み

PADに対する治療は運動療法や薬物療法（内科的治療）などの非観血的と，血行再建術としての血管内治療や外科的バイパス術などの観血的治療がある．

- **運動療法**: 監視下運動療法を行う．週3回，1回30分から60分のトレッドミルが推奨されている（TASC-Ⅱ）．
- **薬物療法**: 抗血小板薬であるシロスタゾール，プロスタグランジン製剤であるベラプロスト．

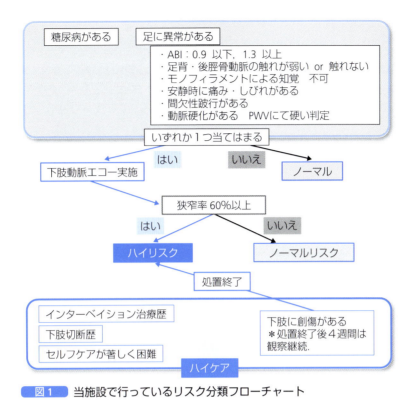

図1 当施設で行っているリスク分類フローチャート

- **外科治療**: 外科的血行再建術治療か血管内治療. 重症下肢虚血（CLI）に対して早期の再建術が必要だが, 血管外科医の不足により血管内治療が行われている.

> PADの治療方針
> 1. 大動脈腸骨動脈領域
>   短い大動脈病変および腸骨動脈病変は血管内治療が第一選択
> 2. 浅大腿動脈領域
>   TASC A・Bは血管内治療
> 3. 膝窩, 下腿動脈領域
>   原則外科的バイパス手術
>   ハイリスク例に限り救肢目的に血管内治療
>
> TASC: trans-atlantic inter-society consensus

- **補助的治療法**: 上記治療効果が十分でない場合
    ① LDLアフェレーシス
    ② 高気圧酸素療法: 糖尿病患者の難治性潰瘍に対し有効（透析患者の報告なし）. 組織への酸素供給や白血球殺菌能の改善, 血管新生が効果の機序である
    ③ 炭酸浴
    ④ 疼痛緩和ケア, マッサージ

● **局所陰圧閉鎖療法**: 2010 年保険収載 四肢切断開放創，デブリードマン後皮膚欠損創が適応である．創収縮の促進，過剰な浸出液の除去と浮腫の軽減，細胞や組織への刺激，創床血流の増加，老廃物の軽減を目的とし施行する．

文 献

1) 日本透析医学会統計調査委員会. 図説 わが国の慢性透析療法の現況（2014 年 12 月 31 日現在）. 日本透析医学会; 2015.

〈大山恵子〉

4 透析導入時の対応法─②血液透析に慣れてきた時期の対応

透析患者における消化器用薬の適切な使用法は？

本稿では消化器用薬を，①胃腸機能調整薬，②消化性潰瘍治療薬，③腸疾患治療薬，④下剤，⑤肝疾患治療薬，⑥胆道疾患治療薬，⑦膵疾患治療薬に分類し概説する．

胃腸機能調整薬

機能性ディスペプシア（FD）や胃食道逆流症（GERD），過敏性腸症候群などで処方される．健胃薬（SM®，AM® など）のほか，アセチルコリン作動薬，ドパミン受容体拮抗薬（メトクロプラミド；プリンペラン®），オピアト作動薬，セロトニン受容体作動薬，アセチルコリンエステラーゼ阻害薬などがある．健胃薬はアルミニウムが含まれ禁忌であり，メトクロプラミドは減量が必要である[1]．

消化性潰瘍治療薬

胃酸の分泌を抑制する薬剤〔プロトンポンプ阻害薬（PPI），H_2受容体阻害薬，選択的ムスカリン受容体拮抗薬，抗ガストリン薬，抗コリン薬〕，胃酸を中和するもの（制酸剤），粘膜の防御作用を高めるもの（プロスタグランジン製剤，防御因子増強薬）がある．

- **PPI**: ピロリ菌の除菌に使用されるほか，胃食道逆流症（GERD），胃炎，非ステロイド性抗炎症薬（NSAIDs）を投与される患者の消化性潰瘍防止に対して用いられる．血液透析患者に対しても常用量が使用可能である[2]．
- **H_2受容体阻害薬**: 血液透析患者では，血中濃度が上昇し，見当識障害や顆粒球減少症などの副作用発現のおそれがある．一方で，透析により血中から除去されやすいため，H_2受容体阻害薬を使用する場合には，通常量の半量程度にするか，常用量を透析後に投与するなどの配慮が必要である[2]．
- **選択的ムスカリン受容体拮抗薬・抗ガストリン薬・抗コリン薬**: これら3種の薬剤は，尿中排泄率が高いものが存在するため，可能であれば処方を避ける．
- **制酸剤**: 自覚症状の改善に対し速効性を期待して用いられる．制酸剤にはアルミニウム製剤およびマグネシウム製剤があるが，アルミニウム脳症の原因となるためアルミニウム製剤は血液透析患者には禁忌であり，マグネシウム製剤も高マグネシウム血症のおそれから基本的には使用すべきではない[2]．
- **プロスタグランジン製剤**: ミソプロストール（サイトテック®）は，NSAIDsによる粘膜損傷を抑える．血液透析患者においても減量は不要と考えられるが，副作用の回避のため減量すべきとの報告もある[2]．

- **防御因子増強薬**: 粘膜保護薬のほとんどが，血液透析患者でも常用量を使用できる．ただし，スクラルファート（アルサルミン®）はアルミニウムが含有されており，血液透析患者では禁忌である[2]．

腸疾患治療薬

腸運動抑制薬，収斂薬，殺菌（防腐）薬，乳酸菌（整腸）製剤，吸着薬，過敏性腸症候群治療薬，炎症性腸疾患治療薬などがある．

- **腸運動抑制薬**: 下痢に対して処方されることが多い．腸運動抑制薬のロペラミド（ロペミン®），収斂薬のタンニン酸アルブミン（タンナルビン®），乳酸菌（整腸）製剤は，健常人と同様に使用できる．殺菌薬（ベルベリン；フェロベリン®）も常用量であれば差し支えないが，吸着薬（ケイ酸アルミニウム；アドソルビン®）はアルミニウム製剤のため禁忌である[1]．

- **過敏性腸症候群治療薬**: ポリカルボフィルカルシウム（ポリフル®）は透析患者に常用量使用可能である．5-HT_3受容体拮抗薬のラモセトロン（イリボー®）は，男性の下痢型の患者に対し有効で，透析患者でも腎機能正常者と同様に処方できるが，便秘・虚血性腸炎への配慮を要する[1]．

- **炎症性腸疾患治療薬**: メサラジン（ペンタサ®，アサコール®）が治療に用いられる．保存期腎不全では禁忌であるが，腎機能が廃絶した透析患者では使用できる．体内蓄積の報告があり，十分な経過観察が必要である[1]．

下剤

下剤は腸管内容の用量を増加し軟化させ，排泄を促す機械的下剤と，腸の蠕動運動を亢進させる刺激性下剤に分けられる．

- **機械的下剤**: 塩類下剤（酸化マグネシウムなど）は高 Mg 血症などのおそれがあるため，透析患者には用いられない．糖類下剤の D-ソルビトールは速効性で吸収されない糖類のため電解質異常・血糖上昇作用がなく，透析患者に頻用される．

- **大腸刺激性下剤**: センナ，ダイオウなどに含まれるアントラキノン系誘導体およびピコスルファート（ラキソベロン®）は，透析患者に対しても安全に投与可能である．

- **新しい下剤**: クロライドチャネルアクチベーターのルビプロストン（アミティーザ®）は，腸液の分泌を増加させ便を軟化し排泄を促進する．透析患者では血中の活性代謝産物濃度が上昇するため，半量から開始する[3]．

肝疾患治療薬

肝炎ウイルスに対して直接作用するインターフェロン製剤（IFN），抗肝炎ウイルス薬および肝庇護薬などがある．リバビリンが腎不全では禁忌なため，透析患者の C 型肝炎治療は

IFN が中心となる．日本透析学会のガイドラインは，以下のようにと記載されている[4]．

● PEG-IFNα-2a: 90〜135 μg 週 1 回皮下注射，総投与期間 24〜48 週
● 天然型 IFNα または遺伝子組換え型 PEG-IFNα-2b: 300〜600 万単位 1 日 1 回，皮下または筋肉内注射週 3 日，総投与期間 24〜48 週
● 天然型 IFNβ: 300〜600 万単位 1 日 1 回　点滴静脈注射　週 3 回（30〜60 分），総投与期間 24〜48 週

　B 型慢性肝炎の治療は，抗ウイルス薬のエンテカビル（バラクルード®）および PEG-IFN が中心となる．エンテカビルは，透析患者に投与可能であり，0.5 mg を 7 日に 1 回（透析日は透析後の投与）が推奨されている．ラミブジン（ゼフィックス®）内服患者では耐性株が出現しやすく，エンテカビルへ切り替えられ，1 mg を 7 日に 1 回（透析日は透析後の投与）とされる[1]．肝庇護薬は，腎機能正常者と同様に投与可能である．

胆道疾患治療薬

　催胆薬のウルソデオキシコール酸（ウルソ®）と排胆薬のフロプロピオン（コスパノン®）は，腎機能正常者と同様に使用可能である[1]．

膵疾患治療薬

　膵炎の治療に用いられるガベキサートメシル酸塩（FOY®），カモスタットメシル酸塩（フオイパン®），ナファモスタットメシル酸塩（フサン®），ウリナスタチン（ミラクリッド®）は，腎機能正常者と同様に投与可能である[1]．

おわりに

　透析患者に対する消化器用薬に関し，効能別に概説した．腎機能正常者では広く使われている薬剤が透析患者では危険なこともあり，注意が必要である．

文献

1) 日本腎臓病薬物療法学会．腎機能低下時に最も注意の必要な薬剤投与量一覧(第 26 版)．http://jsnp.org/docs/yakuzai_dosing_26.pdf
2) 清水芳男．Q2 血液透析患者で用いる消化性潰瘍薬は何ですか？　どのように調節するのですか？　富野康日己，編．In: 腎臓病・高血圧と薬剤実践 Q & A．東京: 中外医学社; 2014. p.208-10.
3) 医薬品インタビューフォーム．クロライドチャネルアクチベータアミティーザ® カプセル 24 μg．アボット・ジャパン．
4) 日本透析医学会．透析患者の C 型ウイルス肝炎治療ガイドライン．透析会誌．2011; 44: 481-531.

〈清水芳男〉

透析患者における睡眠導入薬の正しい使用法は？

透析患者には高頻度に不眠症が合併する．原因は原疾患の尿毒素に由来する直接的な不眠，またはそれにより引き起こされる"むずむず脚症候群"，日中の活動性の低下や透析中に寝入ってしまうことによる夜間の不眠，α・β遮断降圧薬による薬剤起因性不眠など，さまざまな因子が絡み合って高頻度の不眠症を合併している．不眠症の治療は，"原因の除去"が基本であり，日中の活動性を上げることや昼寝の禁止による夜間睡眠の質を上げること，また透析効率を上げることによるさらなる毒素の除去といった非薬物療法や睡眠衛生教育（眠くなった時のみ床に就く，入眠できなかったら寝室を出る，どんなに眠れなくても同じ時刻に起床するなど）が大切であるが，それでも不眠を訴える患者には，的確な薬物療法も必要である．

薬物療法の基本

透析患者の診察を依頼された場合，不眠に対していまだに短時間型，時には中間時間型のベンゾジアゼピン系睡眠導入薬が投与されてるケースが見受けられる．透析中の患者に睡眠導入薬を投与する場合，一番大切なことは半減期の短い薬剤を選択することである．現在の睡眠導入薬による薬物療法の基本は，①超短時間型薬剤，②非ベンゾジアゼピン系，③少量から単剤投与，④毎日決まった時間の服用（早すぎない），⑤「不眠の根絶＝患者の期待どおりの睡眠時間の提供」を目標にしない，である．睡眠導入薬は透析により除去されないため，中長時間作用型もしくは高用量投与は蓄積効果による数日後の傾眠，時には意識障害を引き起こす可能性があり，①，③は必須である．⑤は日本人には「8時間睡眠が健康」という神話が浸透しているが，実は40歳以上では平均の眠れる長さは7時間未満であり，これを無理に寝ようとすると必然的に作用時間の長い睡眠薬および投与量の増加をしてしまう．これに関しては前述の睡眠衛生教育などは大切である．

薬剤の選択

非ベンゾジアゼピン系睡眠導入薬

前述の通り，現在の睡眠導入薬の主流は，一昔前のベンゾジアゼピン系睡眠導入剤ではなく，超短時間型非ベンゾジアゼピン系の薬剤である．これらはZ drugとよばれ（一般名にZが含まれることから），ベンゾジアゼピン受容体のω1受容体に選択的に作用することが特徴である．これらにはゾルピデム（マイスリー®；半減期2時間），ゾピクロン（アモバン®；半減期4時間），エスゾピクロン（ルネスタ®；半減期5時間）がある．従来のベンゾジアゼピ

ンが筋弛緩作用を有する$\omega2$受容体にも作用し，ふらつきや舌根沈下によるいびきなどの副作用が多いことに対し，新しい非ベンゾジゼピン系睡眠導入薬は$\omega2$受容体に作用しないため，これらの副作用が少ないことが特徴である．透析療法を行っている患者は，身体的に負担のあることも大きく，これら副作用が少ないことは大切である．ただしゾピクロンとエスゾピクロンには苦みがある．

　睡眠導入効果における従来型のベンゾジアゼピン系薬剤との違いは，前述の筋弛緩作用がないことに加え，①耐性形成がない，②反跳性不眠（いわゆるリバウンド＝中止における不眠の増悪）がない，③睡眠深度を深くする，④レム抑制がない，ことなどである．①，②の特徴は，改善後の中止のしやすさや，旅行などで服薬を忘れた時の不眠の増悪を防ぎ，③，④の特徴はより質のよい睡眠の提供が期待される（自然な睡眠には 90 分間隔のレム睡眠周期が必要である）．

メラトニン受容体作動薬

　メラトニン受容体には体内時計調整作用を介した催眠作用があり，より自然に近い睡眠が期待される．ラメルテオン（ロゼレム®；半減期 1 時間）がそれであり，副作用はほどんどない．ただし効果発現に数カ月かかる場合もあり，服用を続けることで効果が期待できることを説明することも大切である．

オレキシン受容体阻害薬

　オレキシンは脳内で覚醒状態を維持する神経伝達物質であり，スボレキサント（ベルソムラ®；半減期 10 時間）はオレキシン受容体を阻害し，脳を睡眠状態へ移行させることにより睡眠導入効果をもたらす．半減期は 10 時間と長く連日投与すると 3 日で血中濃度は定常状態になるが，これは催眠効果が 1 日中持続するという意味ではなく，脳内のオレキシン濃度が概日リズムで変化した際にその覚醒・睡眠スイッチの切り替えをしやすくするという作用機序であり，持ち越し効果は少ないとされている．排泄は尿中より便中の排泄が多いという利点をもつ．

むずむず脚症候群の治療

　透析患者は，むずむず脚症候群をよく合併する．これは除去しきれなかった毒素に由来する．治療で最優先されることは，透析効率上昇による毒素の除去である．近年治療薬としてプラミペキソール塩酸塩水和物（ビ・シフロール®）が発売されたが，主に尿中に未変化体のまま排泄される．したがって透析中の患者には，状態を観察しながら慎重に投与する必要がある．一方，軽症のむずむず脚症候群にはクロナゼパムの投与が適応外使用ながら推奨されている．利点としては抗てんかん薬なので，その血中濃度が測定でき，適切な投与量が決定できることである．

〈大沼　徹〉

透析での食事の注意点は？肥満とやせへの対応は？

近年，透析技術がめざましく進歩し，体内にたまった老廃物や余分な水分を効率よく除去することができるようになってきたため，透析患者の食事内容は健康時の食事にかなり近づけることができるようになった．しかし，それでも透析療法では正常な腎臓の1/10程度の仕事しか代用できないので，それを超えるような無茶な食生活では，安定した透析生活を送ることはできない．そのためには，透析量とバランスのとれた食事量が大切である．体重の増加により，心血管系や骨・関節への負荷が増すので適切な体重管理が重要である．体に必要な量の食事をしっかり食べても，食事中の水分は 1,000 mL 以内に収まるものなので，問題は単なる食事量ではなく食事の内容による．しかし，体重の増加や検査データを気にするあまり，食事量を極端に減らすと，長期的には栄養状態が悪化するので注意が必要である．透析患者に「やせ」の傾向がみられた場合には，その現れといえるので栄養指導を再度行うべきである．また，透析年数が長くなるにつれて，悪性腫瘍の発生頻度が上昇するので，日ごろの体重管理と定期的ながん検診が必要である．

透析患者，特に高齢者では栄養障害（malnutrition），炎症（inflammation）と動脈硬化（atherosclerosis）を呈することが多く，英字の頭文字をとって MIA 症候群とよばれていた．最近では，栄養障害でも蛋白質・エネルギー栄養失調症を protein-energy malnutrition（PEM）といっている．MIA 症候群を脱するためには，栄養管理のほかに，より清浄化された透析液の使用が推奨されている（詳細は 61 頁）．

透析患者の食事療法 5 カ条

正しい食事管理をしていれば，自然と体重の増加量や臨床検査成績は改善し，栄養状態も維持できると思われる．また，合併症の多くは正しい食事療法とそれに基づく体重（水分）の管理によって，防ぐことが可能である．

① 水分管理をしやすくするため食塩（塩分）の摂取量を控える．
② 体重管理のため過剰な水分を控える．
③ 体内にカリウム（K）がたまりすぎる（高 K 血症）と命に関わることがあるので，過剰な K 摂取は控える．
④ 栄養状態をよくするため，十分なエネルギーと適量の蛋白質をとる．
⑤ 骨や関節，心・血管系の障害を予防するため，リン（蛋白質）の摂取を控える．

摂取エネルギー

「腎臓病食品交換表」（医歯薬出版）から，蛋白質を含むⅠ群と含まないⅡ群から摂取単位を決め，併記されているエネルギーから 1 日の総摂取エネルギー量を決定する．標準体重 1 kg あたり 30〜35 kcal/日を基本とする．

〈富野康日己〉

Q50 透析での塩分（食塩）と水分の摂取量は？

食塩摂取量

　食塩の摂りすぎは口渇を招き，飲水量を多くさせる原因となる．透析患者は尿量が減少しているため，飲食物から摂取した食塩と水分は体に溜まって体重増加となる．体重増加は血圧上昇や浮腫をきたし心臓へ大きな負担をかけ，死亡原因で最も多い心不全を起こす危険性が高くなる[1]．

　透析患者の食塩摂取量は 1 日 6 g 未満である[2]．食塩を多く含む加工食品（魚肉練り製品，塩蔵品など）や汁物，麺類は控えるようにする．調味料は計量して使いすぎを防ぎ，しょうゆやみその味付けに偏らず，食塩の少ない調味料や減塩調味料を使って食塩摂取量を減らしていく（図1）．

　透析患者や高齢者のなかには味覚の低下から濃い味付けに慣れている場合があるため，薄い味でも食欲が低下しないように，減塩でおいしく食べられる調理方法にする（表1）．

　市販の弁当や惣菜，外食などは食塩を多く含むため，できるだけ使用を控えることが望ましいが，高齢者世帯や独居で調理が困難なケースでは注意点を踏まえたうえで利用する（表2）．

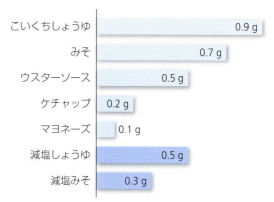

図1　調味料小さじ 1 杯に含まれる食塩量

表1　減塩でおいしく食べる工夫
・香辛料や香味野菜を使う：こしょう，唐辛子，カレー粉，からし，しょうが，にんにく，ねぎ，ごま
・お酢やレモンなどの酸味を使う
・しょう油やソースは直接かけず，小皿に分けて少しずつ付けて使う
・表面に味をつける：ハンバーグなどの肉だねや揚げ物の下味に調味料は使わない
・おかずの 1 品に味をしっかりつける
・適度な焼き目をつけて香ばしくする
・油でコクと風味を加える：揚げ物にする．ごま油，オリーブオイル，バターなどで風味を加える
・だしのうまみを活かす
・新鮮な食材を使って調理し，適温で食べる

表2　市販食品・外食を利用する時の注意点

・白米を主食とした外食メニューや惣菜選びをする：主食＋主菜＋副菜の組み合わせを基本にする
・食品成分表示で食塩量を確認する：
　　食塩相当量(g)＝ナトリウム(mg)×2.54÷1000
・しょう油やソースなど後からつける調味料を使わないようにする
・食塩を多く含む漬物，佃煮，梅干し，汁物は残す
・惣菜は小さいパックを選び，2回位に分けて食べる：カット野菜や冷凍野菜をプラスしてボリュームを増やす
・食塩の調整された宅配弁当や治療用特殊食品を利用する
・1日または透析間で食塩や水分，栄養バランスを調整する

水分摂取量

　体重増加量は，体に入る水分（食事中の水分＋飲水＋代謝水）と体から出ていく水分（尿＋便＋不感蒸泄）の差で決まる．透析患者は尿量が減少しているため，食事中の水分量と飲水量が体重増加となる．

　毎日摂取する食品中には30～90%の水分が含まれる（図2）．特に水分を多く含む食品（野菜，豆腐，こんにゃく，果物，牛乳など）は摂りすぎないようにする．また水分の多い料理を控え，水分の少ない料理を中心とした献立作りを心がける（図3）．

　飲水量は水，お茶，コーヒー，紅茶，ジュース，アルコール，氷など食事以外で摂取した水分すべてが含まれる．コップを小さくしたり，1日分を水筒に入れたり，服薬が多い場合はゼリー状オブラートを使ったりして飲みすぎを防ぐ．うがいも体に入るので回数に気をつける．

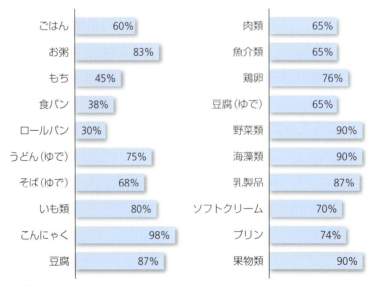

図2　食品中の水分(%)

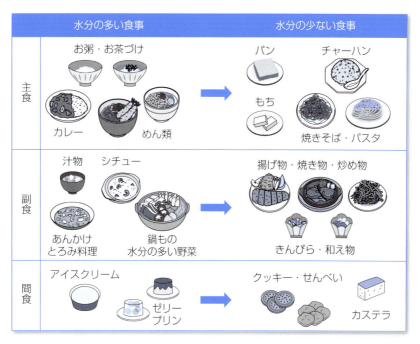

図3 水分を減らす食事の工夫

　1日の水分摂取量は，食事中の水分量を約 1,000 mL にし，飲水量はできるだけ少なくして透析間の体重増加量をドライウエイトの 3～5% 以内にする．

まとめ―食塩と水分管理上の注意

　体重増加量を抑えるために食事量を減らしてしまう患者がみられるが，これは栄養状態の悪化を招き，心不全や感染症のリスクを大きくさせる原因となる．減塩を心がけた食事をきちんと摂取したうえで飲水量を調整し，体重増加量を抑えることが大切である．

文　献

1) 日本透析医学会統計調査委員会. 図説 わが国の慢性透析療法の現況(2014年12月31日現在). 日本透析医学会; 2015.
2) 日本腎臓学会, 編. 慢性腎臓病に対する食事療法基準2014年版. 日腎会誌. 2014; 56: 553-99.

〈大崎時糸子〉

Q51 透析での食事中のカリウムの摂り方は？

カリウム（K）は主に尿中に排泄されるが，腎不全になると尿量が減り，体の中にカリウムが溜まりやすくなる．カリウムは，血液中の濃度が正常範囲から少しでも高かったり低かったりするだけで，体に危険な症状を引き起こすため，CKDでは4.0〜5.4 mEq/Lの範囲で管理することが推奨される[1]．

透析患者では，カリウム制限ということがよくいわれるが，高カリウム血症だけではなく低カリウム血症にも注意が必要である．CKDステージ4〜5で高カリウム血症があり，カリウム制限を行う場合は，1,500 mg以下の摂取量を目安にするが，血液透析では2,000 mg以下，腹膜透析では高カリウム血症がある場合を除き，基本的には制限不要である[2]．カリウムを多く含む食品を表1に示す．カリウム制限を行う場合は，これらの食品を多く摂りすぎないようにする．カリウム制限の食事のポイントは次の通りである．

① 調理時にカリウム除去（茹でこぼし）を行う

カリウムは水溶性のため，野菜やいも類は，茹でこぼす（電子レンジ加熱や蒸すだけでは除去されない）ことで食品中のカリウムを1/2〜1/3減らすことができる．

カリウムをより減らすには，小さく切って茹でこぼし，水にさらすことが効果的であるが，

表1　カリウムを多く含む食品（100 g あたり）

分類	食品	量	分類	食品	量
いも類	さといも	640 mg	果実類	アボカド	720 mg
	さつまいも	480 mg		バナナ	360 mg
	じゃがいも	410 mg		メロン	340 mg
豆類	納豆	660 mg		キウイフルーツ	290 mg
	だいず（ゆで）	530 mg		パイナップルストレートジュース	210 mg
	あずき（ゆで）	460 mg	魚介類・肉類	さわら	490 mg
野菜類	ほうれんそう	690 mg		まだい	440 mg
	モロヘイヤ	530 mg		めかじき	440 mg
	にら	510 mg		かつお	430 mg
	こまつな	500 mg		豚ヒレ	430 mg
	えだまめ（ゆで）	490 mg		鶏ささ身	420 mg
	みずな	480 mg	乳類	アイスクリーム（普通脂肪）	190 mg
	しゅんぎく	460 mg		アイスクリーム（全脂無糖）	170 mg
	西洋かぼちゃ	450 mg		普通牛乳	150 mg
	カリフラワー	410 mg	嗜好飲料類	インスタントコーヒー（粉末）	3,600 mg
	ブロッコリー	360 mg		玉露（侵出液）	340 mg
	トマトジュース	260 mg		赤ワイン	110 mg

〔日本食品標準成分表2015年版（七訂）より抜粋〕[3]

ゼロにすることはできないため，茹でこぼしたからたくさん食べてよいというわけではない．生で摂取するトマトや大根おろしのようなものであっても，禁止ではなく，摂取量が重要であることを患者には指導する必要がある．

茹でた場合は，茹で汁は摂取しないようにする．

② 果物の摂取を控える

生果物よりは缶詰のほうがよいとされるが，缶詰にもカリウムは含まれているのでいずれも過剰摂取には注意が必要である．缶詰は実のみ摂取し，汁は摂取しないようにする．

③ カリウムの多い飲料を控える

野菜ジュース，青汁，果物ジュース，乳製品，インスタントコーヒー，粉末茶などは，カリウムを多く含むため，摂取を控える．また，経口補水液にもカリウムが多いものがあるため，摂取量に注意する．

④ 蛋白質の過剰摂取に注意する

カリウムはほとんどの食品に含まれており，果物，野菜，いも類，海藻以外に肉や魚・大豆製品・乳製品などの蛋白質食品にも比較的多く含まれているので，蛋白質摂取量が過剰摂取とならないようにする．

⑤ エネルギー不足とならないようにする

食事摂取量が少なく，エネルギー不足となると，体の筋肉が減少して痩せていく．これは，不足分のエネルギーを補充するために，自分の筋肉をエネルギーとして燃やしてしまうからである．この時，筋肉の細胞が壊れるが，この筋肉細胞の中には血液中の約35倍の濃いカリウムが含まれているため，筋肉細胞が壊れると大量のカリウムが血液中に溢れ出ることになる．このようにエネルギー不足によって血液中のカリウム濃度が上昇する場合もあるため，食欲低下時には特に注意しエネルギーを補給することが大切である．

⑥ 低カリウム食品を利用する

現在，特別用途食品の低カリウム商品の他にも低カリウム野菜が発売されている．

これらを利用し，カリウム制限をしながら食事を楽しむのも1つである．

一方，低カリウム血症がある場合は，過剰なカリウム制限や食事摂取不良などがないかを確認する必要がある．

📖 文 献

1) 日本腎臓学会，編．エビデンスに基づくCKD診療ガイドライン2013．東京: 東京医学社; 2013.
2) 日本腎臓学会，編．慢性腎臓病に対する食事療法基準2014年版．東京: 東京医学社; 2014.
3) 日本食品標準成分表2015年版（七訂）．http://www.mext.go.jp/a_menu/syokuhinseibun/1365297.html

〈有村芳子〉

Q52 透析での食事中の蛋白質・リン(P)のとり方は？

蛋白質の摂り方について

　体内でエネルギー源となる栄養素は，蛋白質，脂質，炭水化物（糖質）の3種類であるが，このうち蛋白質だけが窒素を含んでおり，代謝によって窒素化合物ができる．この窒素化合物は「老廃物」とよばれ，腎臓で濾過され，尿中に排泄される有害な物質である[1]．しかし，腎不全で尿量が減少すると，老廃物は尿中に排泄しきれずに体内に蓄積し，尿毒症状を引き起こすことになる．老廃物を毎回の透析で除去できる量に抑えるためには，蛋白質の過剰摂取に注意することが必要である．

　蛋白質は，主に肉，魚，卵，大豆製品に多く含まれ，筋肉や血液などの材料となる大切な栄養素である．老廃物を減らしつつ，透析で喪失されるアミノ酸の補充や良好な栄養状態を維持するためには，良質の蛋白質を補給する必要がある．良質の蛋白質とは，体内では合成されない9種類の必須アミノ酸をバランスよく含むもののことをいい，代表的なものに肉や魚，卵などの動物性蛋白質がある．腎不全の透析導入前は，腎臓を保護するために，より蛋白質を減らした食事療法（低蛋白食）を行うが，透析が始まれば健常者とほぼ同じ蛋白質量の摂取が可能となる．「慢性腎臓病に対する食事療法基準2014年版」[2]では，血液透析（週3回），腹膜透析も同様に，蛋白質摂取基準を0.9～1.2 g/標準体重 kg/日としている（表1）．しかし，蛋白質は食べだめをすることができないので，毎日適量を摂取することが大切である．

　蛋白質制限を行う場合，並行して摂取エネルギー量の管理をきちんと行うことが必要である[1]．摂取エネルギー量が不足すると，体内に蓄えられている皮下や内臓の脂肪や，筋肉に蓄えられている蛋白質で不足分が補われることになる．体内の蛋白質が分解されると，有害

表1 CKD ステージによる食事療法基準

	エネルギー （kcal/標準体重 kg/日）	蛋白質 （g/標準体重 kg/日）	リン （mg/日）
血液透析（HD）	30～35 [注1,2]	0.9～1.2	≦蛋白質(g)×15
腹膜透析（PD）	30～35 [注1,2,3]	0.9～1.2	≦蛋白質(g)×15

注1）体重は基本的に標準体重（BMI 22）を用いる．
注2）性別，年齢，合併症，身体活動度により異なる．
注3）腹膜吸収ブドウ糖からのエネルギー分を差し引く．
（大池教子，他. In: 山本みどり，他編. 臨床栄養ディクショナリー. 改訂5版. 大阪: MCメディカ出版; 2014. p.122-5, 393[3]および中尾俊之. 臨床栄養. 2015; 126: 420-4[4]より）

な老廃物が増えるため，透析療法での負担も大きくなる．透析患者のエネルギー摂取基準は30～35 kcal/標準体重 kg/日[2]としている．必要量の蛋白質やエネルギーが得られていないと，栄養状態は悪化する．適正量の蛋白質と十分なエネルギーを摂取することは，快適な透析生活を長く送るうえで非常に重要である．

リン(P)のとり方について

腎不全では尿量が少なくなり，リンが尿から排泄されず，体内に貯まりやすくなる．血液中のリンの濃度が高くなっても（高リン血症），目立った症状や自覚症状はないが，長期間透析を続けていると，徐々に骨がもろくなったり，血管壁などに石灰化を起こして動脈硬化を引き起こし，高血圧や心血管疾患などの障害が現れる[5]．これを予防するためには，症状の

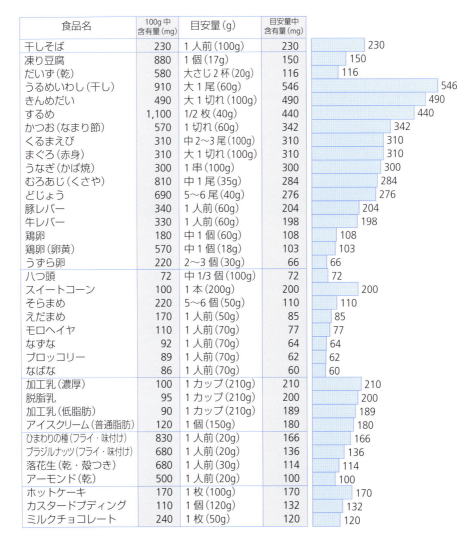

図1　リンを多く含む食品
（日本腎臓学会，編. 日腎臓会誌. 2014; 56: 553-99）[2]

現れない初期の段階から，血液中のリンの値を正常範囲（2.5〜4.5 mg/dL）に保つ必要がある（表1）．

　リンの管理ポイントは，①リンの摂りすぎに注意する，②リン吸着薬を確実に服用して血清リンの濃度を下げることである．リンは，調理での減少を期待できないため，食品選びと量の調節が主体となる．リンが多く含まれている食品は，肉や乳製品，小魚，ナッツ類，インスタント食品などである．リンは蛋白質の多い食品に含まれているので，蛋白制限をすることは，同時にリンの摂取も抑えることができる〔蛋白質（g）×15 mg/日以下〕．また，蛋白質量のわりにリンを多く含む食品である，チーズ，いわしの丸干し，うなぎ，ナッツ類など（図1）を控えることも大切である．

文　献

1) 富野康日己，監修．イラストでわかる腎臓病　慢性腎臓病・腎不全を改善させる生活ガイド．東京：法研; 2013. p.76-9.
2) 日本腎臓学会，編．慢性腎臓病に対する食事療法基準 2014 年版．日腎臓会誌．2014; 56: 553-99.
3) 大池教子，他．In: 山本みどり，他編．臨床栄養ディクショナリー．改訂 5 版．大阪: MC メディカ出版; 2014. p.122-5, 393.
4) 中尾俊之．慢性透析患者の食事療法基準について．臨床栄養．2015; 126: 420-4.
5) 富野康日己，監修．スーパー図解　慢性腎臓病(CKD)病気の進行を防ぐ生活と治療．東京: 法研; 2014. p.128-9.

〈岩岡愛美〉

Q53　市販薬は飲んでもいいの？

市販薬の用法用量は，腎機能正常患者向けであり，そのまま透析患者が服用したり，他の薬と一緒に服用すると副作用の出る危険な薬があり，注意が必要である．原則的に透析患者は医師の処方薬以外は服用しないことが望ましい．腎臓は肝臓と並んで薬物の主たる解毒・分解・排泄器官である．脂溶性の薬物は主に肝臓で代謝され胆汁中または尿中へ，水溶性の薬物は腎臓を経由して尿中にそのままの形で排泄される．透析患者の薬物動態は腎機能低下と透析療法の影響を受けるため，腎機能正常者とは大きく異なる．経口投与された薬物の吸収は胃液 pH の上昇，消化管の浮腫や運動の異常に大きく影響される．一方，肝臓での初回通過効果を受ける薬物では，腎不全による影響で肝臓や消化管の代謝活性が低下している場合もあり，血中濃度が上昇する可能性がある．また，腎不全では血漿蛋白の薬物結合力低下がすることも報告されており，酸性薬物では遊離型が増加し，その薬理作用が強く出る傾向にある．腎排泄性の薬物およびその代謝産物は当然ながら蓄積する傾向があり，濃度過剰による症状を発現しやすい．また透析療法の薬物動態への影響で，透析ごとに血中濃度が変化（低下）する可能性がある．その程度は透析膜の種類，薬物の特性（分子量，蛋白結合率，分布容積など）によって変動する．透析患者においては，このような薬物動態の特殊性を考慮して薬剤を選択し，投与量を決定したうえで常に副作用発現の早期発見とその対策を怠らないようにする[1]．市販薬のなかで服用に注意が必要なものは，①胃腸薬，②便秘薬，③ビタミン剤，④鉄剤，⑤カルシウム製剤，⑥かぜ薬，鎮咳薬，⑦解熱鎮痛剤など多岐にわたる．

胃腸薬

H_2遮断薬

胃腸障害が多い透析患者に病院で処方されることが多い薬剤であるが，ほとんどのH_2遮断薬は腎排泄であるため，透析患者では半減期が延長する．通常用量投与すると蓄積され，見当識障害，意識障害，痙攣などの精神症状や顆粒球減少などの中毒性の副作用を起こすことがあるため[2]，添付文書に記載されているとおり通常用量よりも減量する必要がある．特に病院ですでにH_2遮断薬が処方されている患者が，H_2遮断薬を含む市販薬を服用すると重複して服用することになり，同様に過量になるため，服用しないように説明する必要がある．

● **市販薬名**　ニザチジン含有薬: アシノン Z・錠，ラニチジン塩酸塩含有薬: アバロン Z，ロキサチジン酢酸エステル塩酸含有薬: イノセアワンブロック，ファモチジン含有薬: ガスター 10 散・S 錠など[3]．

アルミニウム含有制酸剤

スクラルファートなどのアルミニウム含有薬を透析患者が服用すると，アルミニウムが排泄されず蓄積しアルミニウム脳症，アルミニウム骨症を起こす危険がある[2]ため禁忌である．

- **市販薬名**　スクラルファート含有薬: スクラート胃腸薬S散・錠，乾燥水酸化アルミニウムゲル含有薬: 新キャベ2コーワ，合成ケイ酸アルミニウム含有薬: 胃健錠など[3]

マグネシウム含有制酸剤

マグネシウム含有薬もアルミニウムと同様に排泄障害があるためマグネシウムの中毒症状である血圧低下，中枢神経抑制，心機能抑制，呼吸麻痺の危険があり血中濃度を測定しながら慎重投与とし，長期連用は避ける[2]．

- **市販薬名**　水酸化マグネシウム含有薬: サクロン，酸化マグネシウム含有薬: キャベジンコーワ細粒など[3]

便秘薬

マグネシウム含有便秘薬

市販の便秘薬のなかにはマグネシウム含有のものもあり上記中毒症状の危険性があるため，慎重投与とし長期連用は避ける．

- **市販薬名**　酸化マグネシウム含有薬: スルーラックデルジェンヌなど[3]

ビタミン剤

健康志向の強い透析患者から服用について質問を受けることがよくある．ビタミンは脂溶性のA，D，K，Eと水溶性のB群，C，パントテン酸，葉酸に分類されるが，脂溶性のビタミンは透析で除去されず，欠乏が起こりにくい．ビタミンAは透析患者ではむしろ血中濃度が上昇しており，不用意に補充すると過剰症状の神経過敏，頭痛，食欲不振，瘙痒感の危険性があり注意が必要である[2]．水溶性のビタミンB_1，B_2，B_6，Cは透析により除去され喪失するが，適正な食事療法により補充されるので絶対的な欠乏は生じない．しかし，食事摂取不良者では補充を考慮する．ビタミンB_{12}や葉酸は蛋白と結合しており，透析により除去されにくい．

- **市販薬名**　ビタミンA含有薬: チョコラADなど[3]

鉄剤

透析患者では透析器への残血などで鉄分の欠乏状態になりやすく，鉄剤の投与が必要になることも多い．内服あるいは注射で投与されるが，市販薬やサプリメントとして鉄剤を購入できるため，病院からの処方と重複していることを知らずに服用している患者がいる可能性もある．過量投与で臓器沈着の危険性があるため，トランスフェリン飽和度，フェリチン値

から投与の必要性を定期的に判断しなければならない. また, 患者が市販薬を服用する時は事前に医療スタッフに知らせるように指導することが重要である.

- **市販薬名** フマル酸第一鉄含有薬: エミネトンなど[3]

カルシウム製剤

透析患者のなかにはカルシウム不足であると思い込み, 市販薬やサプリメントを購入し服用を希望するものもいる. 二次性副甲状腺機能亢進症に対して, カルシウム含有リン吸着剤や活性型ビタミンD_3が投与されているため高カルシウム血症となる危険性がある. 血液検査でカルシウム値を管理していることを患者に理解してもらい, 市販薬の服用をしないように指導する必要がある.

- **市販薬名** 沈降炭酸カルシウム含有薬: カタセ錠など[3]

かぜ薬, 鎮咳薬

医療スタッフに知らせることなく服用し, 後から服用していたことが判明することが多い薬の一つである. 成分に麻薬性鎮咳剤のジヒドロコデインリン酸塩含有のものは便秘が悪化しやすいこともあり減量するべきである.

- **市販薬名** ジヒドロコデインリン酸塩含有薬: エスタックイブなど[3]

解熱鎮痛剤(非ステロイド性抗炎症薬)

透析を導入したばかりで残腎機能がある程度保たれている患者においては, 残腎機能維持の観点から投与は控えるべきである. また, 透析歴が長く腎機能が廃絶している患者においても, 消化性潰瘍から消化管出血を引き起こす危険性があり, できるだけ服用しないよう指導が必要である.

- **市販薬名** ロキソプロフェンナトリウム水和物含有薬: ロキソニン S[3]

📖 文 献

1) 富野康日己, 編. 腎機能低下患者への薬の使い方. 第2版. 東京: 医学書院; 2010.
2) 平田純生, 和泉 智, 古久保拓, 編著. 透析患者への投薬ガイドブック. 改訂第2版. 東京: じほう; 2009.
3) 日本OTC医薬品情報研究会, 編. OTC医薬品事典(一般医薬品集)2014-15. 第14版. 東京: じほう; 2014.

〈有賀誠記〉

Q54 服薬時の水分の摂り方は？

　健常人で水分制限が必要でない場合，服薬時にコップ1杯の水分で服薬することが推奨されているが，水分制限が必要な透析患者においては，服薬のたびにコップ1杯の水を摂取してしまうとそれだけで1日の水分制限量の大半を占めてしまうため，できるだけ少ない水分で服薬することを心がけることが重要である．なかには治療に必要な服薬時の水分は水分制限の範囲外であると勘違いしている患者も時折みかけるため，医療スタッフからの日頃の指導も必要である．

　透析中のつらい症状や合併症の多くは，体内の余分な水分が主な原因であり，快適な透析生活が長く続けられるかどうかは，水分（体重）管理にかかっているといっても過言ではないことを理解してもらい，体重増加量が中2日の透析でドライウエイトの5％以内，中1日で3％以内を目標に服薬時の水分摂取量も合計し，1日の水分制限内になるよう指導することが大切である．

透析する前に水を飲んだり，サウナに行って減量するのはいけないの？

　日頃の水分管理が厳しいと感じている患者さんほど，透析を始める前においしい水をたくさん飲みたいと考えるようである．これから透析をするのだから，少しぐらい飲んでもいいだろうと考えがちであるが，これはやはり間違った考えである．透析前に飲んだ水分の量（飲水量）も1日の水分摂取量に含まれる．また，透析を始める前にサウナに行って体重を落とそうとしている患者をみかけるが，透析患者は高血圧，心疾患，糖尿病などの動脈硬化性の疾患を合併していることが多く，減量のためサウナで大量に汗をかくことは，体液量を減少させ血圧低下を招く可能性や，血管内の脱水により心筋梗塞や脳梗塞，シャント閉塞などの危険性が高くなる可能性がある．さらに，急激な体温の変動が心臓に大きな負担をかけることになる．一般に高温になれば血管は拡張し血圧は低下しやすく，寒冷になれば血管は収縮し血圧は高くなる．心臓の悪い方，高齢の方はサウナに長く入りすぎたり，急に水風呂につかることなどは避けるようにするべきである．透析患者は運動制限や尿毒症の影響などにより発汗量が減少しており，皮膚を調べると健常者に比べて活動性の汗腺数が減少していることが知られている．この傾向は透析年数とともに明らかになり，5年前後でほぼ固定した状況になるとされる．サウナにおける温熱刺激による発汗方法は，減量という目的においては一見非常に魅力的な手段にみえるが，透析患者の場合は健常者のように盛んな発汗は期待できず，高温による負荷はそのままうつ熱状態に至り，最悪の場合は熱中症のような深刻な状態に陥ってしまう危険性もある．そのため，やはり普段の生活のなかでの水分管理をしっかり行うことが大切で，減量目的の長時間のサウナ利用は避け，ジャグジーに短時間つかる程

度にとどめ，サウナに入る際はだれか付添いの人がいるようにして，一人では入らないようにすることも大切である．

透析日に入浴してもいいの？

透析日の入浴は控えるべきである．その理由の１つは，透析終了後の循環動態が不安定になりがちなためである．透析終了後は低血圧あるいは一時的に高血圧，また頻脈あるいは徐脈を認めることが珍しくない．いずれの状態であるにせよ入浴によって体温の急激な変化や，入浴そのものが与える運動負荷が身体の環境をいっそう不安定にしてしまう恐れがあるためである．

２つ目の理由は穿刺部からの感染，出血の危険性が高いからである．透析時には通常使用するものに比べて一段と太い針を使用するため当然針穴も大きく残る．一見完全に止血しているようであっても，こすったりひっかいたりすれば再び出血をきたすことがある．特に入浴中に出血することは，皮膚表面の静脈に動脈の血液が流れているシャントの特性上思わぬ大出血につながる恐れがあるためである．

また，健常人と比べて免疫機能が低下している透析患者では，感染症が重症化しやすい傾向にある．新しく満たしたお湯であってもけっして無菌というわけでなく，針穴からの細菌の侵入を招いて皮膚が化膿しシャント感染を招いたり，血管内に菌が侵入した場合すぐに全身に波及し，感染性心内膜炎，膿胸，髄膜炎，敗血症，敗血症性肺塞栓などを引き起こし，生命を脅かす可能性もある．

皮膚を清潔に保つことはとても大切なことであるため，やむを得ない場合はぬるめのシャワーを用いて下半身のみの洗浄などで済ませるようにし，万が一シャント部をぬらしてしまった場合は消毒し保護するようにする．感染が起こると，感染部位は赤く腫れ，痛みや熱感を生じるようになる．抗生物質などの使用が必要なこともあり，このような場合はただちに主治医に連絡し受診することが重要である．また午後から透析を受ける場合，受診する前に軽く入浴することにおいては特に支障はない．

〈有賀誠記〉

Q55 臨床検査成績をどのように理解させたらいいの？

透析療法が適切に行われているか否かを評価するために，さまざまな臨床検査が定期的に，時には透析の前後にも行われる．検査には基準値（正常値）があるが，それらの値は透析患者にはあてはまらないことがあるので注意が必要である．検査値は医療スタッフのみが知っていればよいものではなく，患者・家族にも自己管理の一環として理解してもらうよう平易な言葉で繰り返し説明し，理解を得る必要がある．検査値の経過を追って観察することにより，その値が透析の合併症によるものか，それとは関係なしに新たに生じたものかを，的確にしかも速やかに判断することができる．次いで，詳細な検査や治療へとつなげていく．

日常の透析療法での定期的な血液（血清）検査には，尿素窒素（BUN または SUN），クレアチニン（s-Cr），尿酸（UA），ナトリウム（Na），カリウム（K），カルシウム（Ca），リン（P），総蛋白（TP），アルブミン（Alb），ヘモグロビン（Hb），ヘマトクリット（Ht），血清鉄（Fe），不飽和鉄結合能（TIBC），フェリチン値などがあり，重要な情報を与えてくれる．それらの目標値とデータの読み方を以下に述べる（ただし，目標値には施設間差がみられる）．なお，目標値は日本においては週始めの透析時の値を用いている．

透析患者においては悪性腫瘍の発生率が高くなっており，年に1回程度は誕生日月などに，これらの標準検査に加え，がんのスクリーニング検査を行っておくことが望ましい．

尿素窒素(BUN/SUN): 目標値 100 mg/dL 以下

BUN は食事摂取などの腎外性因子の影響を受けやすい．食事での蛋白質の摂りすぎや透析不足で高値となるが，食事摂取不良時には逆に低値となる．低値が持続すると低栄養になるため，以前と比較して低値が続く場合は食事の摂取状況を尋ねることが重要である．また，BUN は透析効率の指標に適しており，透析後には60%以上除去されていることが望ましい．除去率が悪い場合には，透析条件やシャント狭窄の有無について見直す必要がある．

クレアチニン(s-Cr): 18 mg/dL 以下

s-Cr は BUN に比べ食事摂取などの腎外性因子の影響を受けにくいが，筋肉量や性差によって値は大きく異なる．s-Cr も BUN と合わせて透析効率の指標に適している．

尿酸(UA): 3.5〜9.0 mg/dL

透析導入前は，痛風発作に伴う激痛に対する消炎鎮痛薬使用による腎機能の低下を防ぐため，UA 値を厳しく管理するが，透析導入後では透析前値は高値であっても透析で除去され低値となるためか痛風発作の頻度は少ない．しかし，高値が続く場合には食事中の蛋白質やプリン体を多く含む物質の摂りすぎがないかを確認し，食事内容の改善に努める．

ナトリウム(Na): 135〜145 mEq/L

透析導入後も身体の恒常性維持機能が働くため，基準値（正常値）は腎機能正常者と同様である．しかし，時に食思不振による低 Na 血症がみられることもあり注意が必要である．その原因検索は，腎機能正常者と同様である．

カリウム(K): 3.6〜5.5 mEq/L

透析患者で最も問題になるのが K である．生野菜や新鮮な果物に多く含まれ，摂取過剰は高 K 血症による生命の危機を招く．この事実に対する認識が乏しい患者もおり，時に厳しい食事指導や K 吸着薬の投与が必要である．しかし，これらの摂取を楽しみにしている患者も多いので患者ごとに状況を見極め，摂取可能な量を具体的に示すことも必要である．

カルシウム(Ca): 8.4〜10.0 mg/dL

低アルブミン（Alb）血症（4 g/dL 未満）がある場合は，必ず補正値〔Payne の式: 補正 Ca（mg/dL）＝実測 Ca＋(4−Alb)〕を用いる[1]．高 Ca 血症は不整脈を起こす原因となり，また異所性石灰化により予後を悪化させるため，適正値に保つ必要がある．高 Ca 血症の場合には，Ca 含有リン（P）吸着薬やビタミン D（VitD）製剤使用の有無と量を確認することも大切である．また，自己判断で Ca を含むサプリメントを使用している場合もあり，患者からの情報収集が重要である．

リン(P): 3.5〜6.0 mg/dL

高 P 血症の是正は，骨・ミネラル代謝異常の治療において最も重要である．P 摂取制限の食事指導を行うとともに，十分な透析量を確保する．症状が出現しにくいため理解してもらうのが困難な検査項目ではあるが，将来の動脈硬化や骨粗鬆症のリスクなどについて繰り返し説明し理解を得る．患者が P を多く含む食事に十分注意しているにもかかわらず高 P 血症が持続する場合には，適切な P 吸着薬を使用することや P の吸収を上昇させる VitD 製剤の使用を見直すことも必要である．低 P 血症も骨・ミネラル代謝に悪影響を及し，また不整脈を起こす原因となる．

総蛋白(TP): 6.0 g/dL 以上・アルブミン(Alb): 3.8〜4.5 g/dL

TP，Alb とも基準値は健常人と変わらないが，透析患者では食事制限が必要なため低値となる傾向にある．Alb は血清蛋白中の主成分の一つであり，肝臓で合成され栄養状態が良好であるかを判断する指標となる．Alb が低値である場合は，食事摂取不良や肝臓での合成能の低下，Alb を消費するような炎症反応が生じていないかを検索する．TP と Alb は食事摂取量により同様の傾向をとることが多いが，TP と Alb が解離している場合には骨髄腫などの他の疾患が存在する場合があり，追加検査が必要である．

ヘモグロビン(Hb): Hb 10〜11 g/dL

透析患者の場合は腎性貧血が多いが，消化管出血や鉄欠乏性貧血，また時に大球性貧血が

隠れている場合もあり注意が必要である．エリスロポエチンや鉄剤を適宜増減し，目標範囲内に調整するよう努める．ただし，Hb 12 mg/dL 以上などの高値になると予後不良であるという結果が出ているため注意が必要であり，薬剤量を調節する．

ヘマトクリット(Ht): 30〜33%

基本的には Hb で判断するが，Hb 値が判明しない状況においてはヘマトクリット（Ht）の値を参考にする．

血清鉄(Fe)，不飽和鉄結合能(TIBC)，フェリチン

透析患者は，回路やダイアライザー内の残血と検査用の採血などによる失血があるため，鉄不足に陥りやすい．鉄欠乏は貧血の大きな原因となりうるため，定期的な検査が必要である．トランスフェリン飽和度（TSAT）（Fe÷TIBC×100%）と血清フェリチン濃度を標準的検査として用いる．

1: エリスロポエチン（ESA）製剤も鉄剤も投与されておらず目標 Hb 値が維持できない患者において，血清フェリチン値が 50 ng/mL 未満の場合，ESA 投与に先行し鉄補充療法を施行する．

2-1: ESA 投与下で目標 Hb 値が維持できない患者において，血清フェリチン値が 100 ng/mL 未満かつ TSAT が 20% 未満の場合，鉄補充療法を推奨する．

2-2*: ESA 投与下で目標 Hb 値が維持できない患者において，鉄利用率を低下させる病態が認められず，血清フェリチン値が 100 ng/mL 未満または TSAT が 20% 未満の場合には鉄補充療法を推奨する．血清フェリチン値が 300 ng/mL 以上となる鉄補充療法は推奨されない[2]．(*この部分のみ，作成ワーキンググループ会議にて全会一致ではなく 2/3 以上の合意をもって採択された唯一の記載である．したがって，この内容に関してはまだ議論が多く残されていると考えられている)

📖 文 献

1) 秋澤忠男，平方秀樹，友 雅司，他．慢性腎臓病に伴う骨・ミネラル代謝異常の診療ガイドライン．透析会誌．2012; 45: 301-56.
2) 山本裕康，西 慎一，友 雅司，他．2015 年版日本透析医学会「慢性腎臓病患者における腎性貧血治療のガイドライン」．透析会誌．2016; 49: 89-158.

〈久田温子〉

透析中に，どんな症状が出たら医師や看護師に知らせるよう指導すべきか？

不均衡症候群

不均衡症候群（disequilibrium syndrome）は，血液透析導入初期の血液透析中や直後に起こる症状をいう．血圧低下，全身倦怠感・脱力感，不整脈，足のこむら返り，頭痛，悪心・嘔吐，けいれんなどがみられる．これは，透析中に細胞内と外液の間に濃度差が出るが，脳ではこの差が強く出やすいために起こるものである（脳浮腫）．血液透析導入初期においては，透析療法への不安もありこうした症状が出やすいので，症状が現れたらすぐに医療スタッフに伝えるよう指導する．しかし，現在導入初期では透析を緩徐に行っているので，不均衡症候群の出現は低下している．

こむら返り

"こむら返り"も透析中に起こりやすい症状である．これは単一の筋肉あるいは同一の神経によって支配されている筋肉群にみられる一過性の筋肉の収縮であり痛みを伴う．その原因の多くは，脱水と低血圧によるものである．その対策として，透析の除水量を下げるとともに，10％食塩水や50％ブドウ糖液などの高張液を静脈内に投与し，筋肉内の血管を拡張させる．これによって，こむら返りの大半は改善する．これらの症状は透析中に治ることもあるが，症状が強くなってくるように感じたら医療スタッフに知らせるよう指導する．

透析中の排便

透析中に排便のためトイレに行きたくなったら，透析を一時中断して排便していただく必要がある．しかし，透析中にトイレに行くのは血圧が低下しショックの原因ともなるので，透析前には必ずトイレに行っておく習慣をつけるよう指導する．

その他

透析中には生あくびが出たり，体がかゆくなったり，寒気といった症状が現れることがある．脈の乱れ（不整脈）や出血，めまい，便の状態（便秘，下痢，下血）に注意しておくよう指導する．糖尿病腎症では，臥床時では血圧が高くとも起立時には血圧が著しく低下する（起立性低血圧）ことが多いので，透析中・終了直後では，十分な注意が必要である．血液透析では抗凝固薬（ヘパリン，フラグミン，フサン）を使用するので，血液が止まりにくい状

4 透析導入時の対応法—② 血液透析に慣れてきた時期の対応

態にある．透析中に穿刺部位からの出血や鼻血がみられたら，必ず医療スタッフに伝えるよう指導する．透析日のみならず非透析日に歯の治療（特に，抜歯）を受ける時にも，連絡が必要である．

シャント音が"キュンキュン"などと断続的で高い音がし，スリル（逆の手で感ずる血管表面の振動）も弱い，あるいは触れない場合には，シャント狭窄が疑われるので，非透析日または透析開始前に伝えるよう指導する．

〈富野康日己〉

Q57 透析患者から透析機器や症状について質問された時の臨床工学技士の対応は？

　臨床工学技士（clinical engineer）は，医療機器の進歩に伴って医学的・工学的な知識をもつ専門職で厚生労働省認定の国家資格をもっているチーム医療職の一員である．現在，約3万人の臨床工学技士が全国で活躍している．臨床工学技士の臨床業務として，救命救急業務，呼吸療法業務，心臓カテーテル検査・治療業務，手術室業務，心臓血管外科手術業務，ICU・CCU業務と血液透析業務などがある．

　2012年時点で臨床工学技士国家試験資格取得総数は，30,789名であるが，血液透析業務を行っている技士は，その大半を占めていると推察される．現在，30万人を超えた末期腎不全患者に対する透析業務や自己免疫疾患・神経疾患患者へのアフェレーシス・血漿交換の業務を担当している．透析関連機器の準備，メインテナンス等機械部門を担当している"機械の専門家"である．しかし一方では，透析の穿刺操作を行うなど医師よりも透析患者のそばに寄り添い1日の透析療法が安全で安心に行われるよう，心くばりをする臨床診療の一翼を担う職種である．透析患者が，看護師や医師よりも臨床工学士に質問することもあるが，その回答には自らの職域で答えられる範囲に限るべきである．それ以外については看護師や医師に聞くようにといい，あやふやな受け答えをしないようにする必要がある．ちなみに，患者が臨床工学技士に質問することで多い項目をあげると，①透析では，これらの機械はどんなことをするの？　②透析時間がもっと短くならないの？　③除水できたら時間は短くなるの？　③どうして血圧が下がるの？　④どうして，暖まるとかゆみが強くなるの？　⑤どうして穿刺後血管痛が続くの？　などがある．こうした質問に透析室としてどのように対応すべきか，あらかじめ看護師，医師を含めたスタッフミーティングでコンセンサスを得ておくべきである．

〈富野康日己〉

Q58 日常生活での旅行は可能か？
旅行先への紹介状で必要なものは？

透析療法を受けている場合でも，仕事での出張や家族と旅行することは可能である．患者の体調がよい時には，むしろ積極的に出かけるよう勧めるべきである．日本には全国に多数の透析施設があるので，旅行に出かけることになんら問題はないと思われる．透析日も含めた旅行の場合には，旅行先で透析療法を受ける必要がある．そのため日程が決まったなら，あらかじめ旅行先にある透析施設に連絡をとり，透析条件や処方箋を適切に伝える．その場合，普段は自己負担なく透析療法を受けていても，旅行先では医療費を支払わなければならないこともあるので，保険証や特定疾病療養受領証をもって行くように指導することが大切である．透析療法は，海外の施設でも受けられるので，海外旅行も可能である．また，一部の大手旅行会社では，透析患者専用の海外旅行パックも用意されているので便利である．個人旅行の際には，国内での透析よりも万全の準備が必要である．海外では，治療費の自己負担や言葉の問題などがあるので，手続きについては十分検討するよう指導する．国内・海外旅行ともに，旅行前・中・後の体調管理や飲食管理などには十分注意するよう指導する．

〈石川祐史〉

日常生活での性生活異常の原因は？妊娠は可能なの？

　日常の性生活の異常には，健常な時と同様に内分泌障害や神経障害，心理的・家庭的問題などが関与しているとされている．透析患者の多くは，性欲の低下と性機能障害をもちながら透析を続けている．男性では，勃起障害や自律神経失調がみられ，高プロラクチン血症やテストステロン値の低下が報告されている．さらに，尿毒症性毒素（ウレミックトキシン）の体内への蓄積や精神的・家庭的問題も原因とされる．また，透析導入原疾患として糖尿病腎症が多くなってからは，糖尿病に合併する性機能障害も原因として注目されている．女性では，受胎能の低下や月経異常，性欲減退，乳汁分泌異常などが認められる．内分泌障害として，卵巣ホルモン（エストロゲン，プロゲステロン）の減少や高プロラクチン血症が報告されている．しかし，近年透析患者の妊娠・出産の報告が増えており，たいへん喜ばしいことである．妊娠・出産を希望する患者は，主治医と相談のうえ産婦人科と綿密に連携できる病院への受診が勧められる．

〈石川祐史〉

Q60 ロコモとか，サルコペニアってなあに？

2014年度の日本人平均寿命は男性80.50歳，女性86.83歳で，2013年度から男女ともに80歳を超えた．65歳以上の高齢者人口は平成25年9月現在3,186万人で，総人口に占める割合は25.0%となり，過去最高となっている．一方，出生数の減少や総人口の減少から世界有数の高齢化社会を迎えており，今後もこの状態は継続すると予想される．

このようななか，慢性腎臓病（CKD）も増加し，透析導入年齢および透析人口の高齢化も一層進行している．2014年時点で透析人口に対する65歳以上の高齢者割合は68.1%で，今後も増加が予想される．

また透析者は健常人より15歳程度老化が速いとされており，高齢者に特有の広範な身体機能障害に対する対応は喫緊の課題となっている．

超高齢者の身体機能障害

加齢に伴う身体機能障害はさまざまな視点から体系化が試みられているが，各概念の定義もいまだ統一されていないものもあり，概念間の関係を複雑化させている現状がある．1980年頃にはfrailty（フレイル；虚弱）という概念が散見されるようになり，1989年にはRosenbergがサルコペニアを，そして2007年には日本整形外科学会がロコモティブシンドロームを提唱し，この他にも老年症候群，悪液質（カヘキシア），運動器不安定症などが類似概念として混在している．

現状で不確定ながらおおよその定義は以下のとおりである（図1）．

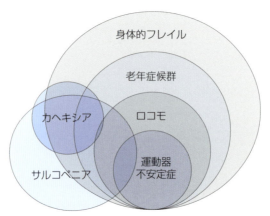

図1 超高齢者の身体機能障害を表す各概念の関係
ロコモは身体的フレイルに内含され，いずれもサルコペニアを原因として含む．

- フレイル（frailty）: 加齢に伴い疾患罹患や死亡リスクの高まった高齢者を示すための概念で，①栄養障害，②易疲労，③筋力低下，④歩行能力低下，⑤活動性低下の5つで評価する（Freidら）.
- サルコペニア: 身体的な障害や生活の質の低下，および死などの有害な転帰のリスクを伴うものであり，進行性および全身性の骨格筋量および骨格筋力の低下を特徴とする症候群である（Rosenbergら）.
- ロコモティブシンドローム（ロコモ）: 運動器の障害による要介護の状態や要介護リスクの高い状態，運動器不安定症より広い概念である（日本整形外科学会）.
- 運動器不安定症: 高齢化により，バランス能力および移動歩行能力の低下が生じ，閉じこもり，転倒リスクが高まった状態で保険収載された疾患概念である（日本整形外科学会）.
- 悪液質（カヘキシア）: 疾患に起因し，脂肪の減少の有無にかかわらず，筋肉量の減少を伴う体重減少をきたす複雑な代謝症候群である.
- 老年症候群: 加齢とともに現れてくる身体的および精神的諸症状・疾患である.

　これらの定義や評価指標は一部で重複する部分もあるが，いずれも各々の視点で重要な概念である.

フレイル

　日本老年医学会からのステートメントが2014年（平成26年）5月に公表されており，「Frailtyとは，高齢期に生理的予備能が低下することでストレスに対する脆弱性が亢進し，生活機能障害，要介護状態，死亡などの転帰に陥りやすい状態で，筋力の低下により動作の俊敏性が失われて転倒しやすくなるような身体的な問題のみならず，認知機能障害やうつなどの精神・心理的な問題，独居や経済的困窮などの社会的問題を含む概念」とされている.

　現在確定した定義はなく，Friedらの提唱する表現型による定義（体重減少，疲労，活動量減少，歩行能力減少，筋力低下の5項目中3項目以上でフレイル，0項目でノンフレイル，この間をプレフレイルと判定する）とRockwoodらの提唱するFrailty Index（FI）による定義（症候，疾病，身体機能障害，検査異常を含む40項目の解答式）があり，現在も議論が継続している.

　血液透析患者ではFriedらのプレフレイル以上が74%を占め，死亡や転倒の転帰と相関していた[1,2].

ロコモティブシンドローム

　運動器を構成する骨，軟骨と椎間板，筋肉・靱帯・神経系の各要素の障害によって移動機能の低下をきたし，要介護になったり，要介護になる危険の高い状態になったりすることを「ロコモティブシンドローム（和名: 運動器症候群/略称: ロコモ）」という.

　2013年（平成25年）の国民生活基礎調査では要介護の原因が転倒・骨折，関節疾患，脊

髄損傷を合わせて25%と運動器疾患が最多となっている.

各要素の疾患として骨粗鬆症,骨粗鬆症関連骨折,変形性膝関節症,変形性腰椎症,サルコペニア,エンテソパチー,神経障害などがある.

①下肢筋力(立ち上がりテスト),②歩幅(2ステップテスト),③身体状態・生活状況(ロコモ25)の3項目からなる「ロコモ度テスト」の計測結果から,各項目における臨床判断値を用いて,ロコモの進行状況を判定している.「ロコモ度1」は,移動機能低下が始まっている段階,「ロコモ度2」は,生活は自立しているが移動機能の低下が進行している段階である[3].

サルコペニア

1989年にIrwin Rosenbergらによって提唱された概念である.加齢,疾病,運動不足,栄養不良などによって骨格筋量の減少に伴う筋力低下あるいは歩行機能の低下を指す.

平均年齢63.9歳の血液透析患者95名の筋量と筋力から男性の37.0%,女性の29.3%がサルコペニアと判定され,栄養障害,炎症反応,抑うつ,認知機能と関連が報告されている[4].

CKDに合併する栄養障害はprotein-energy wasting(PEW)と呼ばれ,診断項目の1つに「筋肉量減少」が含まれており,サルコペニアはCKDの重要な診断指標である.

したがって,身体的フレイルにはロコモが原因として含まれ,さらにサルコペニアはこれらの主要な要因であるといえる.

現在のところ重複しない定義や評価指標がありこれらの概念の整理は容易ではないが,各々の病態を認識し早期に介入(運動・栄養・習慣・環境)することにより身体・心身機能障害の進行を予防することが肝要と考えられる.

📖 文 献

1) McAdams-DeMarco MA, Suresh S, Law A, et al. Frailty and falls among adult patients undergoing chronic hemodialysis: a prospective cohort study. BMC Nephrol. 2013; 14: 224.
2) McAdams-DeMarco MA, Law A, Salter ML, et al. Frailty as a novel predictor of mortality and hospitalization in individuals of all ages undergoing hemodialysis. J Am Geriatr Soc. 2013; 61: 896-901.
3) 中村耕三. ロコモティブシンドロームの概念と疫学. In: 大江隆史, 他編. ロコモティブシンドロームのすべて. 東京: 診断と治療社; 2015.
4) Kim JK, Choi SR, Choi MJ, et al. Prevalence of and factors associated with sarcopenia in elderly patients with end-stage renal disease. Clin Nutr. 2014; 33: 64-8.

〈繁田明義〉

Q61 日常生活で行う運動はどうすればいいの？

透析患者における運動療法の必要性

　日本の高齢化社会に伴って，透析患者の高齢化も進んでおり，2014年血液透析導入患者の平均年齢は 69.0 歳（前年度比 0.37 歳増加）となっている[1]．透析患者は，蛋白制限による低栄養状態，身体活動量の低下，合併する糖尿病や代謝性アシドーシス，慢性炎症状態さらには成長ホルモンの分泌低下や酸化ストレス，透析液中へのアミノ酸喪失（筋蛋白合成に必要な分枝鎖アミノ酸）など多くの因子が関与して骨格筋量と筋力が健常人に比べて低下しておりサルコペニアの合併率が高く，日常生活の移動能力は低下している．さらに長期間にわたって透析を続けていることで心不全や低血圧，末梢動脈疾患（PAD）などの合併症が発生し，これら合併症による重複障害のために安静を保つことで運動耐容能はさらに低下し，ときには廃用症候群に陥ってしまうこともある．

　運動耐容能は健常者や各種疾患患者の生命予後と密接に関係しており，この現象は透析患者でも例外でなく，運動をしない透析患者では生命予後が悪いことが明らかにされている[2]．しかし，透析患者に治療として運動を勧めても「運動が嫌いである．今元気だから運動の必要性がわからない．腰が痛いから運動したくない．週3日の透析治療に耐えているのだから非透析日まで運動治療などしたくない」と答えることが多く，非透析日に運動を勧めてもなかなかうまくいかないのが現状である．また，透析患者が非透析日に医療従事者の監視を受けず個人的に運動することは，転倒リスクや心血管イベントリスクなどが高まることから問題点が多い．運動に関しても骨格筋量を増やすには過負荷を加えることが原則であり，乳酸生成に伴うアシドーシスによる不整脈のリスクも高まる．したがって，新たに治療としての運動時間を作ることは，安全面からも問題がありかつ運動をより遠ざけることにつながる．そこで日常生活のなかで必ず行う動作に運動を加える工夫を提供することが運動導入につながると考えられる．すなわち，運動療法を治療の一つと考えず，日常生活の一部であると導くことが大事である．

　具体的にいくつかの例を提示する（図1～8）．

4 透析導入時の対応法―② 血液透析に慣れてきた時期の対応

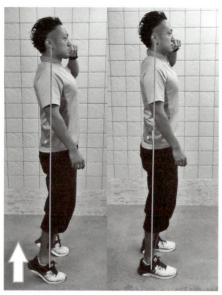

図1　朝夕の歯磨き時間各3分を使ってカフレイズ
〈注意点〉
つま先と膝は同じ方向を向く
背すじは真っ直ぐさせる
お尻も締める意識

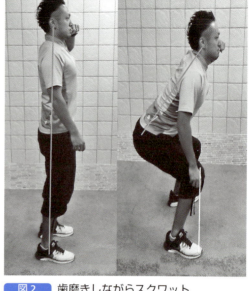

図2　歯磨きしながらスクワット

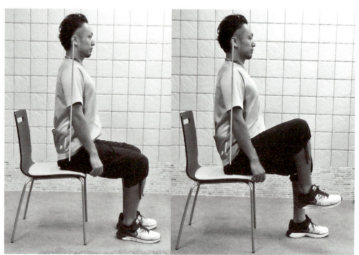

図3　夕食のスポーツ番組観戦は，シーテッドニーアップ（座位もも上げ）
〈注意点〉
背すじは真っ直ぐ伸ばす
お腹（腹圧）を意識して
身体が丸まらない範囲で足を挙げる

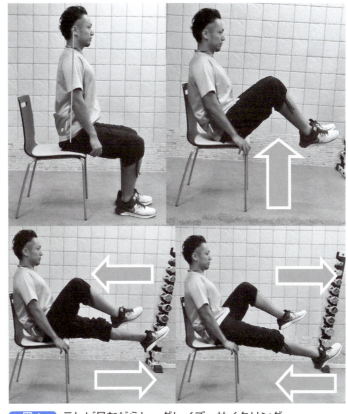

図4 テレビ見ながらレッグレイズ・サイクリング
〈注意点〉
背中は丸まってよいですが，お腹（腹圧）を意識して！
キツイと感じる方は背もたれに寄りかかったり手を付いてもよい．

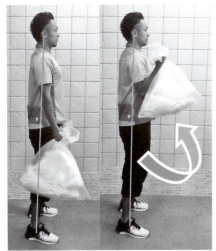

図5 ゴミを出しに行きながらアームカール
〈注意点〉
背すじは真っ直ぐさせたまま行う
肘を前に上げすぎない
肩が挙がらないように

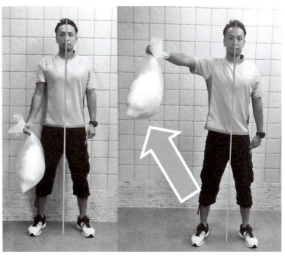

図6 ゴミを出しに行きながらサイドレイズ
〈注意点〉
背すじは真っ直ぐさせたまま行う
肩が挙がらないように
腕は真横から少し（30°）前方に上げる

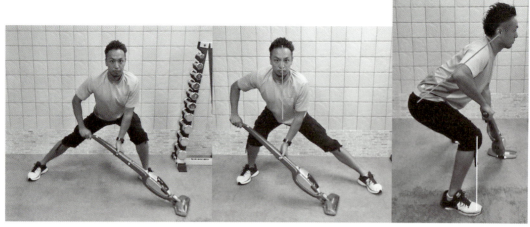

図7 掃除機しながらサイドスクワット

〈注意点〉
大腿・お尻を意識する
膝がつま先より前に出ない
つま先と膝は同じ方向を向く
背すじは真っ直ぐさせる
足の裏全体が床に着いている

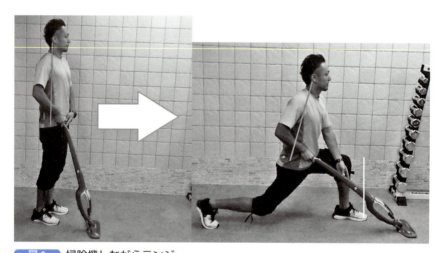

図8 掃除機しながらランジ

〈注意点〉
膝がつま先より前に出ない
つま先と膝は同じ方向を向く
背すじは真っ直ぐさせる

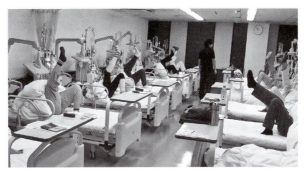

図9 つばさミュージックエクササイズ（TMX）
音楽に合わせてベッド上でできるエクササイズをDVD化したもので，透析開始1時間目よりベッド備え付けのTVモニターで放映し，画面を見ながら楽しく安全に行う運動療法

透析中に体を動かすことの意義は？

　非透析日の運動は，環境，姿勢，運動内容など透析中に比べ自由度が高い．しかし，透析患者の体は酸性に傾いていること，乳酸を緩衝する重炭酸が少ないことより低強度の運動でも容易にAT（嫌気性代謝閾値）を超え乳酸が蓄積しやすく不整脈などの危険性が増す．自覚症状のない心血管疾患（CVD）やPADの患者が多いことから，リスクを抱えた患者集団と考えられ，実際に心イベントの発症も高率である．また，骨格筋量が少なくADLの低下もあり非監視型では転倒や怪我のリスクも大きい．それに比べ，透析中の運動は運動の可否を日々判断でき医療従事者の監視下で行われるため安全といえる．

　血液透析は1回4時間，週3回の透析が多く穿刺前の待機時間，終了後の止血時間，バイタル観察時間を含めると1回の透析時間が約5時間となる．1年間では合計144回の透析が行われることから，透析のために臥床している時間は年間で1カ月に及ぶ（144×5時間/24時間＝30日）．この透析時間を利用して運動を行えれば，大変効率的であると思われる．透析開始時は，慢性心不全や高カリウム血症などのためにリスクが高く，除水が少し行われて循環動態が安定する1時間目から2時間目までが運動を行う時期として適切であると思われる．私どもの施設でもこの時期に，DVDを利用してトレーナーや医療スタッフ全員が参加して，声掛けや励ましを行うことで透析患者の運動継続率を高めている（図9）．

文 献

1) 日本透析医学会統計調査委員会. 図説 わが国の慢性透析療法の現況（2014年12月31日現在）. 日本透析医学会; 2015.
2) O'Hare AM, Tawney K, Bacchetti P, et al. Decreased survival among sedentary patients undergoing dialysis: results from the dialysis morbidity and mortality study wave2. Am J Kidney Dis. 2003; 41: 447-54.

〈大山恵子〉

参考資料

参考資料 1 身体障害者の認定手続き

　身体障害者福祉法では身体の状態が法に定める状態になった場合に，手続きをすると障害者と認定され，身体障害者手帳が取得できる．腎機能障害者では，身体障害者手帳に等級があり，1級，3級，4級として認定される．腎機能障害者の等級の目安は，1級で血清クレアチニン（s-Cr）8.0 mg/dL 以上，3級で5.0〜8.0 mg/dL 未満，4級で3.0〜5.0 mg/dL 未満である．

手続き

1. 申請書類と身体障害者診断書意見書を区市町村福祉事務所の障害福祉担当課から取り寄せる．
2. 申請者は本人，診断書意見書は医師（身体障害者指定医）が記入する．
3. 申請書，診断書意見書，写真，印鑑を区市町村福祉事務所障害福祉担当課の窓口に提出する．
4. 都道府県の判定をうけ，身体障害者手帳が1〜2カ月後に交付される．

対応

　身体障害者手帳が交付されると，おおむね以下のような対応がなされる．ただし，等級や各都道府県自治体により対応が異なる．

1. 障害者医療費助成制度: 自己負担の一時立替払い制度．3級以上．所得制限あり
2. 所得税・住民税の控除
3. バス・地下鉄の半額割引き，タクシーの1割引き，本人所有の自動車税の減税，駐車禁止除外の交付
4. 自立支援医療（更生医療）の給付: 所得による制限あり．腹膜透析患者では，身体障害者日常生活用品支給制度による透析加温器給付もある（ただし，所得税により自己負担がある）

〈富野康日己〉

参考資料

参考資料 2 透析療法における大地震や火災，停電の時の心構えと対処法

　　1995年1月17日に発生した「阪神淡路大震災」や2011年3月11日に発生した「東日本大震災」から時間が経過するとともに，日常生活での大災害に対する関心や危機意識が薄れつつある．近年，各地で大災害には至らないが中規模の地震が頻発しているほか，台風や異常気象による停電・水害・交通機関の乱れが増える傾向にある．一方，透析療法は社会インフラに大きく依存する医療であるため，常日頃から災害を意識して備えることが求められている．都市型災害と地方型災害で大災害時の透析医療への影響は違う側面もあるが，共通する問題と各地域の特性を考慮するとともに，災害時の「自助・共助・公助」を理解して，患者・透析施設・地域の災害対策を準備することが望まれる．

災害時の心得—透析患者さんの「自助」—

　　透析を受ける患者さん自身および家族が，災害を意識して以下のような準備を普段から心がけるよう教育する[1,2]．

① 処方されている薬をよく理解し，1週間程度を予備に準備しておくとよい．降圧薬や抗不整脈薬などのほか，特にインスリンなど糖尿病薬を使用中の場合は，災害時のストレスと食事の影響を受けるので，日頃から主治医の指示を受けておく．

② 普段通りの食事が取れない（数日から1週間程度）・透析を受けられない場合などを想定して，普段から食事管理を意識しておく．特に塩分・水分（135頁参照），カリウム（K）（138頁参照）の制限および蛋白質・リン（P）の摂取量（140頁参照）に注意する．

③ 患者情報や透析条件などが書かれた「災害時要援護者カード」を常に携帯する．

④ 透析施設との緊急時連絡方法（電話，FAX，メール，災害時伝言ダイヤルなど）および居住している区や保健所の連絡先を，すぐに使えるように携帯しておく．

⑤ 緊急時の持ち出し物品を確認し，準備しておく．

各透析医療機関の準備

　　平時より災害発生時の透析医療の維持・再開に向けて「厚生労働省防災業務計画」および各都道府県の「地域防災計画」に基づき，水，物品，医薬品などの確保の手段を理解して準備する．各透析施設は，以下の準備を普段から行う[2,3]．

① 各医療機関は，災害対策委員会を設置し，事業継続計画（BCP）および災害対策マニュアルを作成する．

② 透析施設は基本的な透析室内災害対策を実施し，透析装置の転倒など透析室の直接被害による透析不能を回避するよう準備を行う．

③ 各透析施設で，緊急時の患者や家族・透析施設のスタッフへの緊急時連絡方法（電話，FAX，メール，災害時伝言ダイヤルなど）の整備，地域の協力医療機関との連携（後述参照），緊急時対応物品の整備および要介護透析者への支援などの周知を行う．

④ 災害の程度や発生時刻（透析中/非透析時）によって対応を検討しておく.

⑤ 透析中の場合は，透析継続か中断かを判断し，透析中断の場合は通常の返血か「緊急離脱」を行う.「緊急離脱」には，①止血バンドを使用して抜針する方法，②鉗子クランプ＋回路切断法，③鉗子クランプ法，④穿刺針キャップロック法などのほか，緊急離脱用の市販キットがある. 各施設で検討して迅速・安全に離脱できるように指導・訓練を行う.

⑥ それぞれの地域特性や病院・クリニックの構造などを考慮し，避難場所をあらかじめ設定して災害発生時の避難手順をスタッフおよび患者に周知すると共に避難訓練を行う.

⑦ 「情報共有」は災害時の重要な課題である. 日本透析医会災害時情報ネットワーク（http://www.saigai-touseki.net）は，日本全国の透析施設が災害時に相互の透析患者さん依頼/受入れを行うための情報共有システムを提供している. 東京都では東京都区部災害時透析医療ネットワークを設立し，メーリングリストと災害時の手引きを作成している[1].

地域における「共助」で対応する災害時透析医療連携

① 広域災害時における地域での具体的支援には「地域ネットワーク」が重要である.「地域ネットワーク」の一例として，東京都区西南部ブロックの活動を紹介する. 東京都区部災害時透析医療ネットワーク・区西南部ブロック（渋谷区・目黒区・世田谷区全42施設）で，2006年より地域の災害時透析医療連携が密にできることを目的に，年1回のエリア全体ミーティング，年2回の災害対策連絡訓練，年3回のグループ長会議を実施し[4],「地域の災害特性」を踏まえた問題点を実体験する取り組みとして DIG（Disaster Imagination Game; 災害図上訓練）を行った[5]. 今後，他地域での取り組みとそのフィードバックが期待される.

② 広域災害時の透析医療にはライフラインの継続的な確保が必須となるため，電力，水，医療資源などを集中的に投入する「地域透析拠点病院方式」と，被災地外への透析患者移送を中心とした「域外移送方式」が提言されている[3,6].

透析医療における「公助」

水道・電気・資材などライフラインの復旧が必要な大災害時は，行政を中心とした「公助」の支援体制が望まれる. ライフラインの確保される地域内透析拠点病院での施設間の「共助」および地域全体のライフラインが壊滅的で「共助」が整備できない状況では，域外移送など被災地外への透析患者の移送を中心とした対応が望まれる. 都道府県は，クラッシュシンドロームによる急性腎障害患者への対応も含めた災害時の人工透析医療を確保するため，日本透析医会などとの連携により，透析医療機関の被災の状況・透析医療の可否について情報を収集し，関係機関に情報を提供するとともに，被災状況に応じて，水や医薬品等の供給，患者搬送について関係機関と調整が行われる. また透析医療疎開など，必要に応じて他県市への支援要請が実施される[2,3,6].

そのほかの問題

① 災害時の医療救護活動フェーズをもとに，透析医療における経時的な対応.

② 透析中に災害が起きた場合，都市部の透析患者で帰宅困難者に対する対応.

③ 地域ネットワークで支援透析を行う場合，移動手段の確保・特に要介護透析者の移送方法に関する検討.

まとめ

　大地震などの自然災害は避けがたいものであるが，透析医療の現場で被害を最小限にできるよう準備が必要である．患者さんと家族には自らを守る「自助」の啓発を，各医療機関では自院の災害対策と「共助」となる地域のネットワークが重要である．さらに大災害時はライフラインの復旧，道路の整備，他地域への支援要請など，行政を中心とした「公助」の支援体制と連携して透析医療を継続できるように，各地域で災害対策が準備されることが望まれる．

文 献

1）東京都都区部災害時透析医療ネットワーク，編．透析患者 災害対策マニュアル．2010.
2）東京都福祉保健局，編．災害時における透析医療活動マニュアル(改訂版)．2014.
3）厚生労働省防災業務計画．平成 22 年 11 月 17 日厚生労働省発社援 1117 第 9 号.
4）柴垣圭吾．東京都災害時透析医療ネットワーク区西南部の取り組み．透析会誌．2014; 47(Suppl 1): 925.
5）中司峰生，吉田良知，石橋由寿，他．地域の災害時透析医療における災害図上訓練(DIG)の有用性(投稿中).
6）一般社団法人日本透析医学会 東日本大震災学術調査ワーキンググループ，編著　東日本大震災学術調査報告書—災害時透析医療展開への提言—．2013.

〈高橋俊雅〉

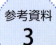

参考資料 3　メディクックお弁当

　食は，私たちの健康を維持するうえでかけがえのないものであり，心身に豊かさを与えてくれる．食事を家族と共にゆったりととることは，楽しい団らんのひと時となっている．また，腎臓病を患った方にとっての食事療法は，非薬物療法の重要な一つである．透析施設での食事もおいしさは欠かせず，食事だけが楽しみという患者さんもいらっしゃると聞いている．

　私たちは，1995 年から「メディクック透析弁当」を透析患者さんに提供し，評価を得てきたので，その流れについて図を用いて概説する．

クックチルシステムとは？

　クックチルというのは，調理加熱後急速冷却することにより，食中毒の危険性を減らし一定期間の保存に耐えられるようにした調理法である．加熱調理後 90 分以内に 30℃ まで冷却した場合には，5 日間の保存が可能である．

　メディクックにおけるクックチルのメリットは，①前日の調理が可能である（事故リスクの軽減がなされ，受・発注管理が容易になる），②1 日 1 回で午前・午後分の配送が可能となる，③衛生が確保される（季節を問わず一定の温度が保たれる．食中毒リスクの軽減がなされる）などである．

調理から配食までの流れ

　原料の入荷から加熱調理，急速冷却したのち，盛り付け・仕分けし保存する．翌日，各透析施設に配送し納品する．配送車両には，温蔵庫と冷蔵庫が設置され，温かい料理は温蔵庫へ，冷たい料理は冷蔵庫へ入れて配送する．各透析施設には，弊社から貸与された温冷保管

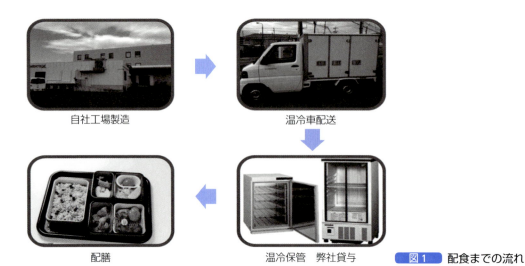

図1 配食までの流れ

庫があり，配膳まで保管されている（図1）．

透析患者さんには，温かい料理も冷たい料理も一番おいしい温度で食べられるようになっている．

メディクックお弁当（図2）

主菜に塩分量を多くもってくることにより，薄いと感じさせず，適切なバランスのなかで食べられない物をなくしたお弁当を提供している．

低蛋白・リン食とし，カリウム，食塩は1日摂取量（食塩：6g/日未満）の3分の1程度とし，エネルギーも1日量の3分の1を超えるように配慮している．

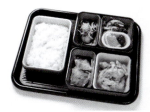

- エビマヨ和え　・酢の物
- アスパラ胡麻和え　・かに玉
- 果物　・ご飯

エネルギー　732Kacal　リン　286mg
食塩相当量　2.1g　蛋白質　21.2g
カリウム　428mg　水分　294.1g

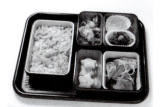

- 信田ご飯　・鯵野菜あんかけ
- 星ポテト　・豚しゃぶサラダ
- オクラおかか和え　・デザート

エネルギー　726Kacal　リン　285mg
食塩相当量　2.2g　蛋白質　21.6g
カリウム　537mg　水分　296.2g

図2　メディクックのお弁当

上段：エビマヨ和えを主菜とした目で見ても彩がよく，酸味と塩味のバランスがとれたお弁当である．果物をデザートに入れてもカリウムの摂取量は，調整されている．
下段：信田ご飯に鯵野菜あんかけ，豚しゃぶサラダを加えた，ゴージャスな味わいである．
お問い合わせ：メディカル東友メールアドレス ni@mtz.co.jp

〈井上憲子，小坂奈緒美，高木裕介〉

索　引

■あ

アクセス用シャント閉塞	68
アミロイド	62
アルガトロバン	68
アルブミン	149

■い

胃腸機能調整薬	129
遺伝子組換えヒトエリスロ	
ポエチン	83
飲水量	136
インターフェロンγ遊離試験	
	107
インフォームドコンセント	27

■え

エリスロポエチン	19, 78
炎症性腸疾患治療薬	130

■お

オピオイド受容体	118
オンライン HDF/HF 治療	38

■か

開存率	44
回路内凝結	68
拡散	22
かぜ薬	145
下腿上腕血圧比	126
合併症	59
かゆみ	63, 118
カリウム	19, 138, 149
カリウム制限	138
カルシウム	149
カルシウム製剤	145
カルシフィラキシス診断基準	
	104
監視装置	24
患者用モニター	24

■き

機能的鉄欠乏状態	81
急性腎障害	2
急性腎不全	2

急性尿細管障害	4
起立性低血圧	151

■く

グリコアルブミン	9
クレアチニン	148

■け

経口低酸素誘発因子安定化剤	
	83
経皮的血管形成術	52
下剤	130
血圧低下	110
血液透析	22
血液透析濾過	31
結核	106
血管アクセス	56
血小板減少	67
血清鉄	150
解熱鎮痛剤	145
減塩	14, 135
限外濾過	22

■こ

抗うつ薬	47
抗凝固剤	24
口腔合併症	121
口腔ケア	121
高血圧	59
甲状腺がん	116
後天性嚢胞性腎疾患	115
高リン血症	90, 92, 141
呼吸性変動	74
国内総生産	17
こむら返り	151
コリン分解酵素阻害薬	113

■さ

災害時透析医療連携	168
災害時の心得	167
サイコネフロロジー	46
在宅医療・ケア	116
在宅介護支援センター	18
在宅血液透析	33, 34
在宅看取り	117

サウナ利用	146
サルコペニア	158, 159

■し

持続的血液浄化法	31
シナカルセト塩酸塩	94
市販薬	143
シャント音	152
シャント修復術	52
重症下肢虚血	127
手根管症候群	59, 63
消化性潰瘍治療薬	129
食塩摂取量	135
食事療法	12, 170
腎移植	22
心胸郭比	72
心血管疾患	6
人工腎臓用透析液	35
腎性貧血	62, 78
腎臓病食品交換表	134
身体障害者手帳	166
身体障害者福祉法	166
腎代替療法	22
心不全	60, 70
心房性ナトリウム利尿	
ペプチド	71
心房性ナトリウム利尿	
ホルモン	73

■す

推算糸球体濾過量	5
水分摂取量	136
スクリーニング検査	115
スタッフミーティング	153
スリル	152

■せ

精神的ケア	120
性生活	155
赤外線	56
赤血球の産生低下	81
赤血球の喪失	81
絶対的鉄欠乏状態	81
潜在性結核	107

173

■そ

早期透析導入	29
総蛋白	149
続発性副甲状腺機能亢進症	62

■た

ダイアライザー	24
体重増加量	136
耐性形成	133
大腸がん	116
短時間連日透析	33
蛋白質摂取基準	140

■ち

超音波検査	44
超短時間型	132
調味料	135
鎮咳薬	145

■つ

ツベルクリン反応	107

■て

低蛋白食	140
鉄剤	144
電解質バランス	19

■と

透析アミロイドーシス	109
透析うつ症	47
透析患者の5年生存率	17
透析器	24
透析腎がん	115
透析量	134
透析療法	4
透析歴	112
糖尿病性腎症	7
動脈硬化	59
ドライウエイト	60, 73
ドライスキン	118

■な

内シャント	42
ナトリウム	149
ナルフィラフィン	119

■に

二次性副甲状腺機能亢進症	64
入浴	147

尿酸	148
尿素窒素	148
尿毒症	28
尿毒症性心筋症	70
妊娠・出産	155
認知症合併率	112
認知症ケア	113

■の

脳性ナトリウム利尿ペプチド	
	73
脳性利尿ペプチド	71

■は

バスキュラーアクセス	42, 52
バランスのとれた食事量	134
反跳性不眠	133

■ひ

非ステロイド性抗炎症薬	145
ビタミンD	19
ビタミン剤	144
ヒト脳性ナトリウム	
利尿ペプチド前駆体	
N端フラグメント	73
非ベンゾジアゼピン系	132

■ふ

フェリチン	79, 150
不均衡症候群	48, 151
副甲状腺ホルモン	97
腹膜透析	140
服薬時の水分	146
不飽和鉄結合能	150
プライミング	25
フレイル	157

■へ

ヘパリン	67
ヘパリン起因性血小板減少症	
	67
ヘマトクリット	150
ヘモグロビン	149
ベンゾジアゼピン	47
便秘薬	144

■ま

末期腎不全	4, 6
末梢動脈疾患	126

慢性腎臓病患者における腎性	
貧血治療のガイドライン	75
慢性腎不全透析導入基準	26

■や

薬物動態	143

■り

旅行	154
リン	19, 134, 149
リン吸着薬	90, 91, 142
臨床工学技士	153
リンを多く含む食品	141

■れ

レニン	19
レニン-アンジオテンシン系	
阻害薬	11, 16

■ろ

ロコモティブシンドローム	157

■A

ABI	126
ADVANCE study	95
AKI（acute kidney injury）	2
AKIの診断基準	2
ARF（acute renal failure）	2
AT	163

■B

B型慢性肝炎	131
β_2-ミクログロブリン	63, 109
β_2-ミクログロブリン吸着	
カラム	109
BNP（B型ナトリウム利尿	
ペプチド）	71, 73, 119
BONAFIDE study	95

■C

C型肝炎	130
calciphylaxis	104
CaSR（calcium sensing	
receptor）	94
Ca含有吸着薬	90
Ca非含有吸着薬	91
CBP（continuous blood	
purification）	31
CGA分類	5

CHDF（continuous hemo-
　diafiltration） 31
CKD 診療ガイド 11
CKD 診療ガイドライン 11
CKD 分類 5
CKD-MBD 64
CLI 127
clinical engineer 153
CTR 72
CVD（cardiovascular disease）
　 6

■D

disequilibrium syndrome 151

■E

eGFR（estimated glomerular
　filtration rate） 6
EPO 78
ESA 製剤 112
ESA 療法低反応性貧血 81
ESKD（end stage kidney
　disease） 6
EVOLVE study 95

■F

FGF23（fibroblast growth
　factor-23） 19, 64, 95, 101
FIR 療法 56

■G

GA（glycated albumin） 9
GDP 17

■H

H_2 遮断薬 143
hANP 71, 73
HbA1c 8
HD（hemodialysis） 22
HHD（home hemodialysis）
　 33, 34
HIF（hypoxia inducible
　factor） 83
HIF 安定化剤 83
HIT（heparin-induced throm-
　bocytopenia） 67

■I

IgA 腎症 10
IgA 腎症診療指針 10
IGRA（interferon gamma
　release assay） 107

■K

KDIGO ガイドライン 75
Kerley B line 74

■M

MIA（malnutrition-inflam-
　mation-atherosclerosis）
　syndrome 61, 134
MICS（malnutrition-inflam-
　mation complex syndrome）
　 61

■N

NESP（novel erythropoiesis
　stimulating protein） 83

NMDA 受容体拮抗薬 113
NT-proBNP 73

■P

PAD 126
paradoxical acidemia 48
PEG-IFN 131
PEM（protein-energy
　malnutrition） 134
PEW（protein-energy
　wasting） 61
PTA（percutaneous trans-
　luminal angioplasty） 52
PTH（parathyroid hormone）
　 65, 97

■R

RA 系阻害薬 16
RAS 阻害薬 11
renal replacement therapy 22
renal transplantation 22
reverse osmotic shift 48
rHuEPO 83

■S

SDHD（short daily hemo-
　dialysis） 33

■T

TASC-Ⅱ 126
TSAT 値 79

これだけは知っておきたい透析療法　　　ⓒ

| 発　行 | 2016 年　4 月 25 日　　　初版 1 刷 |

編著者　富野康日己

発行者　株式会社　中外医学社
　　　　代表取締役　青木　滋

〒 162-0805　東京都新宿区矢来町 62
電　話　03-3268-2701(代)
振替口座　00190-1-98814 番

印刷・製本/三報社印刷（株）　　　　　　　　　〈RM・KN〉
ISBN 978-4-498-22426-1　　　　　　　　Printed in Japan

JCOPY　＜(社)出版者著作権管理機構 委託出版物＞

本書の無断複写は著作権法上での例外を除き禁じられています．
複写される場合は，そのつど事前に，(社)出版者著作権管理機構
（電話 03-3513-6969，FAX 03-3513-6979，e-mail: info@jcopy.
or.jp）の許諾を得てください．